RECEPTEN VOOR KOOLHYDRAATARM DIEET

MET 120 HEERLIJKE RECEPTEN

LEER U KOOLHYDRATEN TE VERMINDEREN, ONTDEK U HOE U SNEL KUNT AFVALLEN IN KORTE TIJD

ONAROM

DISCLAIMER VAN AANSPRAKELIJKHEID

Houd er rekening mee dat de informatie in dit document alleen voor educatieve en amusement doeleinden is bedoeld. IS
Er is alles aan gedaan om nauwkeurige, actuele, betrouwbare en volledige informatie te bieden. Er worden geen enkele garantie gegeven of geïmpliceerd. Lezers erkennen dat de auteur geen enkele toezegging doet om juridisch, financieel, medisch of professioneel advies te geven.
De inhoud van

dit boek is ontleend aan verschillende bronnen. Raadpleeg eerst een bevoegde professional het uitproberen van een van de technieken die in dit boek worden beschreven. Door dit document te lezen, accepteert de lezer dat de auteur in geen geval verantwoordelijk zal worden gehouden
enig verlies, direct of indirect, geleden als gevolg van het gebruik van
de informatie

in dit document, inclusief maar niet beperkt tot fouten, weglatingen of onnauwkeurigheden

INVOERING

Tegenwoordig zijn koolhydraatarme diëten de bekendste ter wereld, dankzij beroemde mensen die ze gebruiken om af te vallen en hun gemak om af te vallen, deze diëten zijn erg in trek. De woorden low en carb komen uit het Engels en betekenen letterlijk "koolhydraatarm". Koolhydraatarme diëten zijn gebaseerd op zeer eenvoudige principes: koolhydraten elimineren en meer vet voedsel consumeren. Sommigen steken misschien hun neus op en geloven niet dat het consumeren van vet voedsel kan afvallen, maar het wetenschappelijke principe waarop ze zijn gebaseerd, stelt je in staat snel af te vallen. Ze verspreidden zich in het begin van de jaren negentig naar Amerika, na de ramp met het vetarme dieet of het vetarme dieet, dat was aangenomen om obesitas bij de bevolking te bestrijden, maar dat,

Tegenwoordig zijn koolhydraatarme diëten over de hele wereld bekend, vooral in het veld onder bodybuilders. Ze zijn gebaseerd op de verminderde consumptie van koolhydraten, het verhogen van de hoeveelheid vet die normaal wordt gebruikt om te consumeren, om een metabolisch proces te activeren dat "ketose" wordt genoemd. Dat doet niets anders dan vasten simuleren en vet verbranden door af te vallen. het koolhydraatarme dieet, de laatste jaren hebben zich veel diëten met vergelijkbare kenmerken verspreid, de bekendste zijn het Atkins-dieet, het Keto-dieet, het South Beach-dieet, het Scarsdale-dieet, het Pastadieet en het metabolische dieet, elk met zijn positieve en negatieve kenmerken Het is erg belangrijk om voedingsdeskundigen niet te improviseren en een doe-het-zelf-dieet te volgen, u moet altijd een specialist raadplegen die uw gezondheidstoestand beoordeelt voordat u met een dieet begint.

WAT IS HET LAGE BRANDSTOF DIEET

De term koolhydraatarm komt uit het Engels, deze twee woorden betekenen "koolhydraatarm". Bij het koolhydraatarme dieet, dat wil zeggen een koolhydraatarm dieet, wordt verwacht dat alle koolhydraten, en dus suikers, uit de dagelijkse voeding worden verminderd of in sommige gevallen worden geëlimineerd. Het koolhydraatarme dieet wordt beschouwd als een eiwitrijk dieet, omdat de hoeveelheden koolhydraten die zijn verminderd, worden vervangen door voedingsmiddelen met veel eiwitten en vetten. De koolhydraten in voedingsmiddelen zoals pasta, brood, aardappelen en pizza produceren na inname door het lichaam insuline die koolhydraten omzet in glucose. Glucose is een energiebron die door het lichaam wordt gebruikt om al zijn functies uit te voeren als glucose niet wordt gebruikt koolhydraten waardoor het lichaam op zoek gaat naar een andere energiebron, zoals een actieve toestand van ketose. Door de ketonlichamen beginnen ze het vet te verbranden dat zich in het vetweefsel heeft afgezet om een alternatieve energiebron voor het organisme te vinden en hierin een verlies van lichaamsgewicht te veroorzaken. Koolhydraatarme diëten vergemakkelijken de consumptie van vetten die in vetweefsel worden afgezet om de consumptie van koolhydraten te verminderen, dankzij verschillende factoren. De eerste factor die we eerder noemden, is de afname van de insulineproductie, die, als deze de toegestane waarden in het bloed overschrijdt, de ophoping van vet in het vetweefsel bevordert. Bijgevolg vermindert de vermindering van koolhydraten de productie van insuline en de ophoping van vet in het lichaam. In de eerste dagen van het dieet, in de spieren, vetverbranding. En tot slot, de laatste factor die de consumptie van vet vet vergemakkelijkt, is het gebrek aan eetlust veroorzaakt door de ketonlichamen, die de functie vervullen van het verminderen van de eetlust prikkel. Je denkt misschien dat een koolhydraatarm dieet waarbij je koolhydraten moet verminderen, de oplossing kan zijn om snel te verliezen. Maar het koolhydraatarme dieet kan schadelijk zijn voor onze gezondheid, het is altijd het beste om een arts of voedingsdeskundige te raadplegen voor een consult en een dieet te hebben dat past bij jouw behoeften en metabolisme.

RECEPTEN MET LAAG BRANDSTOF

Groen sap

Bereidingstijd: 5 minuten Ingrediënten:
1 royale handvol rucola
2 grote handen vol kool

1 heel klein handje lavasblaadjes (optioneel) 2 of 3 groot-medium
groene appels
Sap van 2
citroenen
1 heel klein handje peterselie 1/2 theelepel matcha Instructies
Meng de groenten goed en pers (om ongeveer 5c sap te maken).
Pers de appel en bleekselderij uit, schil de citroen en pers deze met de hand uit.
Giet wat sap in een glas, voeg het matcha poeder toe en meng
krachtig. Eenmaal opgelost, giet je het terug over het sap en meng je. Voeg een ... toe
weinig water als portie.

Voedingswaarden: Koolhydraten 25 g Vet 1 g

GROEN GAP OVERHEMD

Dit is het beroemde

Sirt Green Juice! Een heerlijke groene smoothie waar je energie van krijgt!

Ingrediënten: 1 portie - 50 g rucola
- 100 g kool
- 1 eetlepel lavasblaadjes
- 1 eetlepel peterselie
- **½ theelepel matcha groene thee**
- **½ citroen, geperst**
- **½ appel**
- 2/3 grote stengels bleekselderij, inclusief bladeren

Bereiden:
- Meng de groenten (rucola, kool, peterselie en lavasblaadjes) en pers er 50 ml sap door.
- Pers de appel en peterselie uit.
- Je kunt de citroen schillen en in de blender doen, of je kunt hem gewoon met de hand persen.

Op dit punt zou je in totaal 250 ml sap moeten hebben.

Voeg de matcha groene thee toe als het sap klaar is om te serveren.

Giet een kleine hoeveelheid sap in een glas, voeg dan de matcha groene thee toe en meng krachtig Met een vork of theelepel. (Gebruik matcha groene thee alleen in de eerste twee drankjes van de dag, aangezien deze een matige hoeveelheid cafeïne bevat) - Voeg de rest toe zodra de matcha groene thee goed is opgelost whatsapp. Roer opnieuw! Klaar!

Nutritionele informatie

per portie: 90 calorieën, 0 g vet, 20 g koolhydraten, 2 g eiwit

Selderijsoep

Bereidingstijd: 5 minuten

Kooktijd: 10 minuten Ingrediënten voor 2 personen:

8 stengels bleekselderij met

blaadjes 2 eetlepels verse gember 1 geschilde citroen 1/2 kopje gefilterd water

een snufje zout Instructies:

Doe alle ingrediënten in een blender en mix tot een gladde massa. Zeef het sap door een fijnmazige zeef en doe dit in 2 glazen. Serveer onmiddellijk.

Voeding: koolhydraten 55 g vetten 7 g eiwitten 27 g

Selderij, appel en koolsap

Bereidingstijd: 5 minuten Kooktijd:

0 minuten Voor 2 personen Ingrediënten:

10 stengels bleekselderij met bladeren

1 middelgrote komkommer Een handvol kaasstengels Verwijder de schil 1/2 appel met de schil

1/2 biologische citroen met schil 1 theelepel

gember Instructies:

Was alle ingrediënten goed en snijd ze zo dat ze in de inlaatopening van de sapcentrifuge komen. Giet dan geleidelijk in de voergoot en laat deze aandrukken. Als je meer sap in de bouillon maakt, blijft het sap een dag of twee in de koelkast.

Voedingswaarden: koolhydraten 6 g vezels 2 g eiwitten 3 g

GROEN SAP MET KALK EN GEMBER

Proef deze frisse, gezonde en heerlijke limoen en gember smoothie!

Ingrediënten: 1 portie

- 125 ml melk
- 125 ml water
- **½ theelepel verse gember**
- Sap van 1 limoen - stukjes mango
- 1 eetlepel geraspte droge kokos - 1 eetlepel lijnzaad
- 100 g spinazie

Voorbereiding: - -

Klop alle ingrediënten tot een gladde massa. Genieten! Voedingswaarden per portie: 178 calorieën, 1 g vet, 7 g koolhydraten, 4 g eiwit

Groen kiwisap

Bereidingstijd: 5 minuten Kooktijd:

1 minuten Porties: 1 Ingrediënten:

2 kiwi, geschild, gehalveerd 1/2 kopje vers geperst appelsap 1/2 rijpe peer, zonder klokhuis

1 kopje baby spinazieblaadjes (verwijder stengels als ze niet lekker zijn) 14 stuks ontpitte avocado

Instructies:

Knijp gewoon alle ingrediënten samen tot een gladde massa. Serveer onmiddellijk

Voeding: Koolhydraten 33 g Vet of eiwit 2 g

GROEN SAP

Ingrediënten:

75 g kool, bij voorkeur kool 30 g rucola of sla 7 g peterselie 160 g groene selderij met bladeren

Een en een halve appel, eventueel een groene halve citroen een halve theelepel matcha groene thee

Voorbereiding:

meng de kool samen met de rucola en peterselie, rasp dan de groene appel en bleekselderij met de blaadjes en voeg het sap van de halve citroen met matcha groene thee. Combineer vervolgens alle ingrediënten samen. Het is erg belangrijk om het sap onmiddellijk te drinken om dit te vermijden koning
Je verliest de gunstige effecten van groenten.
Maak het nooit van tevoren klaar en bewaar het nooit.

LENTE SALADE

Ingrediënten voor vier personen

200 g selderij
100 g appels 50 g walnoten
1 kleine rode ui 1 witlofstengel 10 g peterselie
1 eetlepel kappertjes Voor de dressing: 1 eetlepel extra vergine olijfolie 1 theelepel balsamicoazijn 1 theelepel mosterd
sap van een halve citroen

Bereiding: hak de bleekselderij grof en voeg deze toe, Doe de appel, walnoten, ui, peterselie, witlof en kappertjes in één middelgrote slakom en meng. Bereid de dressing voor door olie, azijn, mosterd en citroensap te mengen.
elkaar
klopt.
Meng alles en server! .

Groene Groente Smoothie

Bereidingstijd: 5 minuten Kooktijd: 0 minuten Porties: 2 Ingrediënten 1 1/2 kopje koud water

kopje aardbeien

60 g babyspinazie Sap van 1 citroen 1/4 kopje verse munt 1 banaan

1/2 kopje bosbessen Instructies:

Was de groenten en het fruit goed en snijd ze in stukjes die in de blender passen. Doe alle genoemde ingrediënten in een blender en mix tot een gladde massa. Serveer en geniet

Voeding: 52 vet calorieën - 2 g koolhydraten - 12 g eiwit - 1 g

GROENE SMOOTHIE MET AARDBEIEN EN KURKUMA

Deze super makkelijke smoothie zal je spijsvertering echt helpen! Te goed om niet te proberen!

Ingrediënten: 1 portie

- 100 g kool waarvan de stengels zijn onthouden
- 1 theelepel kurkuma
- 200 g aardbeien
- 125 ml kokosyoghurt
- 6 walnoten kitten
- 1 eetlepel ongezoet cacaopoeder
- 1 plak 1-2 mm peper van bird's eye-kwaliteit
- 250 ml amandelmelk
- 1 on pit Medjool Datum

Voorbereiding:

- Meng alle ingrediënten door elkaar

tot

een zachte textuur. Genieten. - •

Kies de gewenste textuur door meer of minder amandelmelk toe te voegen.
Voedingswaarde per portie: 180 calorieën, 2,2 g vet, 12 g koolhydraten, 4

g eiwit

RODE KOOL HUMMUS

Ingrediënten voor twee personen

600 gr rode kool
1 eetlepel kurkuma 250 g kikkererwten Zout naar smaak
1 eetlepel olijfolie halve citroen 5 gr peterselie bereiding:

Neem de kool, hak de bladeren grof en blancheer ze in een vrij grote pan. Als ze gaar zijn, giet u ze af en laat u ze afkoelen, zodat al het kookwater eruit komt. Doe de gekookte kool, kikkererwten, kurkuma, citroensap in een blender en voeg de olie als laatste toe tot de gewenste dichtheid.
Voeg eventueel een beetje groentebouillon toe om het romiger te maken.
Eenmaal gemengd, is de hummus klaar.
Voeg de gehakte peterselie toe.

Sap: Matcha Green Juice

Bereidingstijd: 5 minuten Ingrediënten voor 1 persoon:

een half bosje kool half een bosje bleekselderij 1 middelgrote

komkommer 2,5 cm verse gember 1 groene appel 1 theelepel groene

Zen-thee Instructies:

Was alle groenten en snijd ze in stukjes die in de sapcentrifuge passen. Meng het matcha-poeder in wat water tot het volledig is opgelost en meng het met je groene sap Nutrition Facts:

Calorieën - 113 vetten koolhydraten - 26,71 g eiwit -3   .8 g

SCHUD WONDER

Een geweldige smoothie! Zo vers en lekker! Perfect als ontbijt!

Ingrediënten:
1 portie

- 50 g rucola
- 250 g biologische aardbeien of bosbessen
- 100 g kool
- **½ theelepel matcha groene thee**
- Sap van ½ citroen of limoen
- 3 takjes peterselie
- 200 ml water
- 50 g waterkers

Bereiding:

- Doe alle ingrediënten, behalve de matcha groene thee, in een blender en mix tot een gladde massa.
- Voeg nu het bestand toe Matcha groene thee en schud nog een laatste keer totdat het allemaal voorbij is.
het is goed gemengd. Eet smakelijk!

Voedingswaarde per portie: 145 calorieën, 2 g vet, 7 g koolhydraten, 3 g

eiwit

WORTEL- EN ROUTELSAUS

Ingrediënten voor 2 personen 60 gr rode raap 60 gr rode ui 40 gr wortelen
5 g appel of witte azijn een halve sjalot
Zout en peper naar smaak Een eetlepel olijfolie 5 g peterselie

voorbereiding: grof malen
ui en sjalot en bruin met een eetlepel olie op laag vuur. Snijd de wortels en rode biet in blokjes en voeg ze toe aan de gebakken. Kook op laag vuur in ca.
40 minuten, voeg af en toe een beetje water toe als het mengsel te droog wordt. De groenten moeten vochtig blijven, niet te waterig en niet te droog, doe alles in een blender, voeg de rest van de olijfolie toe en mix tot een romig geheel. Hak de peterselie fijn en voeg deze toe aan de saus. Deze crème kan zijn
ze zijn gewend om te begeleiden
. bij voorgerechten of als kruiderij bij voorgerechten. .

HUMMUS POMP

Ingrediënten voor twee personen 200 g pompoen 1 eetlepel kurkuma 250 g kikkererwten Zout naar smaak
 1 eetlepel olijfolie halve citroen 5
gr peterselie bereiding:

Neem de pompoen, snijd hem in blokjes en breng hem aan de kook in een grote pan. Als het gekookt is, laat het uitlekken en laat het afkoelen zodat al het kookwater vrijkomt. Pompoen hoeft niet zacht maar knapperig te zijn. Doe de gekookte pompoen, kikkererwten, kurkuma en citroensap in een blender.
de gewenste dichtheid. Voeg eventueel een beetje groentebouillon toe voor meer romigheid.
Eenmaal gemengd is de hummus klaar. Voeg de gehakte peterselie toe.

Kool en wortelsap

Voorbereidingstijd: 10 minuten Voor 2 personen

Ingrediënten:

10 middelgrote wortelen

2 verse sinaasappels (geschild en in stukjes gesneden) 1 bosje

koolrabi 1 grote appel

2 plakjes ananas (2 cm dik) Gebruiksaanwijzing:

Was de groenten en fruit goed, droog ze en snijd ze in stukjes die in de sapcentrifuge passen. Verwerk het fruit- en groentesap goed een fruitpers. Meng het fruit- en groentemengsel met een lepel tot een gladde massa. Giet in twee glazen en serveer direct.

Voedingswaarden: per portie Calorieën - 292 vetten - 0,6 g koolhydraten - 70 g proteïne

AARDBEI EN SPINAZIE ROOK

Een verfrissende en romige smoothie van aardbeien en spinazie, vol gezondheid

ingrediënten. Ingrediënten: 1 portie

- 250 g aardbeien
- 50 g gewassen spinazie
- 50 g bevroren ananas in stukjes
- 1 rijpe banaan in stukjes gesneden
- 250 ml melk
- 1 eetlepel chiazaad

Voorbereiding:

- Doe alle ingrediënten in een blender en mix tot een gladde massa. Genieten! Voedingswaarde per portie: 266 calorieën, 8 g vet, Koolhydraten 48 g, eiwitten 9 g

GRAPEFRUIT EN KOMKOMMER SAP

Bereidingstijd: 5 minuten Ingrediënten voor 1 persoon:

1 limoen, geschild

1 kopje ijsblokjes

1 gepelde pomelo grapefruit 1 middelgrote komkommer Instructie:

Was de groenten en fruit grondig en snijd ze 1. goed in stukjes in een blender. Doe alle bovenstaande ingrediënten in een blender en mix tot een gladde massa. Serveer onmiddellijk.
Voedingswaarden: per portie

Calorieën - 53   80 - r - 15 g   Koolhydraten - Eiwitten - 2 g

BESSEN EN KALKROOK

Een bessen smoothie en kurkuma gemaakt van bosbessen, frambozen, bramen, spinazie, honing en gember! Het perfecte gezonde ontbijt om de dag goed te beginnen!

Ingrediënten: 1 portie

- 250 g gemengde bessen (bosbessen, bramen en frambozen)
- 50 g spinazie
- 1/2 theelepel kurkuma
- 200 ml amandelmelk of melk naar smaak
- 125 ml magere Griekse yoghurt of yoghurt naar smaak
- **½ theelepel gember**
- 2-3 theelepels honing
- 3 eetlepels havermout

Bereiding:

- Doe alle ingrediënten in een blender en mix tot een gladde massa. Proef en zoet naar smaak, indien gewenst. Genieten!

Voedingswaarden per portie: 151 calorieën, 2 g vet, 27 g koolhydraten, 8 g eiwit

GEMENGDE APPEL EN AVOCADO

Een smoothie van groene appel en avocado die reinigt en heerlijk smaakt! Dit is
de perfecte smoothie om af te vallen!
Ingrediënten: 1 portie

- 50 g gewassen spinazie
- ½ **avocado**
- 1 appel, geschild en in partjes gesneden
- ½ **banaan in stukjes gesneden**
- 1 theelepel honing
- 125 ml amandelmelk zonder toegevoegde suiker
- de punt van een theelepel gember
- 1 klein handje ijsblokjes
- Voeg in deze volgorde toe Bereiding: Doe de amandelmelk, spinazie, avocado, banaan, appel, honing, gember en ijsblokjes in een blender klop tot een gladde massa. Proef en pas aan

Met suiker en kruiden als je wilt. Genieten!
Voedingswaarden per portie: 206 calorieën, 11 g vet, 15 g koolhydraten, 5 g eiwit

Smoothie van kool en ananas

Een heerlijke en romige smoothie van boerenkool en ananas met banaan en Griekse yoghurt. Deze smoothie houdt je urenlang verzadigd!

Ingrediënten: 1 portie

- 150 g fijngesneden koolblaadjes, waarvan u de stelen heeft verwijderd
- 100 g ananas, in stukjes gesneden
- 1 banaan in stukjes gesneden
- 100 ml magere Griekse yoghurt
- 2 theelepels honing
- 200 ml amandelmelk of een andere melk naar keuze
- 2 eetlepels romige pindakaas

Voorbereiding:

- Doe alle ingrediënten in een blender en mix tot een gladde massa. zacht. - Voeg meer melk toe als u een meer vloeibare consistentie wilt. Genieten!

Voedingswaarden per portie: 187 calorieën, 9 g vet, 27 g koolhydraten, 8 g eiwit

Smoothie met avocado, banaan en bosbessen

Wie zei dat avocado niet goed is in zoete recepten? Avocado's zijn ook heerlijk in hun zoete versies. Het is een zeer veelzijdige vrucht en ook rijk aan vitamines, waarmee je veel gerechten kunt bereiden, zelfs smoothies, probeer het.

ingrediënten

Voor twee glazen:
De helft van een grote avocado Een grote
banaan Een glas verse bosbessen
Een of twee eetlepels agavesiroop Vanille-extract (optioneel) Koemelk of plantaardige melk, ongeveer de helft
afhankelijk van hoe vaak u het wilt.

Procedure

Was de bosbessen, snijd de avocado en schil ze doormidden, schil de banaan.
Doe alles in een blender, voeg toe

agavesiroop, vanille-extract als je wilt en melk.
Werk op hoge snelheid en mix tot romig, giet in glazen en geniet van een snack.

Bessen smoothie

Bereidingstijd: 5 minuten Ingrediënten voor 1 persoon Kooktijd: 1 minuut

Ingrediënten: 2 schepjes eiwitpoeder 2 kopjes amandelmelk

4 kopjes gemengde bessen 2 kopjes yoghurt

Instructies:

Zet eerst de bessen, het Po-
eiwit
eder, yoghurt en amandelmelk in de blenderkan. Selecteer vervolgens de "smoothie" -knop. Giet tot slot de smoothie in het serveerschaaltje. Om het voedzamer en voller te maken, kun je ook een banaan toevoegen INVOEGEN.

GROENE MANGO SMOOTHIE

Een zoete, romige en gezonde groene mango smoothie die smaakt naar een van een tropische

vakantie!

Ingrediënten:

1 portie

- 250 g bevroren mangostukjes
- 50 g gewassen spinazie blaadjes
- 1 rijpe banaan
- 200 ml amandelmelk zonder toegevoegde suiker

Voorbereiding:

- Doe alle ingrediënten in een blender en mix tot een gladde massa. Genieten!
Voedingswaarden per portie: 229 calorieën, 2 g vet, 72 g koolhydraten, 2 g eiwit

OVERNACHTING ONTBIJT KOOKPOT

Ingrediënten voor 4-5 personen

Theelepel wat gebroken zwarte peper
Een theelepel droge mosterd 1/2 theelepel zeezout
3 lepels hele kokosmelk 3 ¼ eetlepels amandelmelk
6-7 grote eieren, losgeklopt

1 oranje paprika, zonder zaadjes en in blokjes gesneden 1 rode paprika, zonder zaadjes en in blokjes gesneden
0,4 pond koolraap, geschild en gehakt
3 ¼ eetlepels gele ui, in blokjes gesneden

2,4 ounce bacon, gehakt

3,2 gram bulk ontbijt worst, verkruimelde ghee, om de pot in te zetten
Groene uien, voor garnering

Gebruiksaanwijzing 1. Vet eerst de bodem en zijkanten van een aarden pot in met ghee of palm

Vast plantaardig of dierlijk vet om mee te koken. 2. Kook vervolgens de ui, het spek en de worst in de slowcooker tot de ui zacht is en de worst goudbruin is, of ongeveer 10-12 minuten. 3. Verwijder overtollig vet. Voeg nu de gehakte koolraap toe in de crockpot en knijp ze voorzichtig uit. 4. Voeg het ui en vleesmengsel toe en bedek de paprika's. 5.
Klop in een aparte kom de eieren, mosterd, zout, melk en peper door elkaar. Giet in de pot. 6. Kook het mengsel 6-8 uur op laag vuur of tot het gaar is.

Nutritionele informatie

Per portie: 375 calorieën, 16,3 g vet, 7,5 g koolhydraten, 18,8 g eiwit

CROCKPOT MEXICAANSE ONTBIJT KOOKPOT

Porties 4
Ingrediënten

¼ kopje Pepper Jack-kaas

¼ kopje kokosmelk
4 eieren
¼ kopje saus
Een snufje een theelepel peper
Een snufje zout
1/2 theelepel chilipoeder
1/2 theelepel komijn
1/8 theelepel koriander

1/8 theelepel knoflookpoeder

4.75 ounce Jones Dairy Farm Varkens Worst Rolletje Avocado, zure room en koriander saus: optionele instructies 1. Kook de varkensworst eerst in een grote koekenpan op middelhoog vuur tot hij niet meer roze is. 2. Kruid en voeg de saus toe, en laat iets afkoelen. 3. Klop in een aparte kom de kokosmelk met de eieren en voeg het varkensvlees toe aan de eieren. 4. Voeg nu de Jack cheese toe en mix om te combineren. Vet de bodem van een slowcooker in en giet het eimengsel erin. 5. Kook tenslotte 5 uur op laag vuur of 2,5 uur op hoog vuur. Serveer met je favoriete toppings. Voedingsinformatie per portie: 320 calorieën, 24,1 g vet, 5,2 g koolhydraten, 17,9 g eiwit

BLOEMKOOL ONTBIJT KOOKPOT

Voor 3 personen ingrediënten

1 kopje geraspte cheddar kaas 4 plakjes natriumarm, volledig natuurlijk kalkoen bacon, gekookt en in blokjes gesneden
1/2 kleine paprika, in blokjes gesneden
1/2 kleine ui, in blokjes gesneden Zout en peper 1/2 bloemkool bloem
1/4 theelepel peper

1/2 theelepel Himalaya Zout
1/8 theelepel droge mosterd
2 lepels ongezoete amandelmelk 4 grote eieren   Indicaties 1. Smeer een slowcooker in met kokosolie of olijfolie spray en zet apart. 2. Meng vervolgens droge mosterd, eieren, zout, amandelmelk en peper in een grote kom. 3. Leg ongeveer 1/3 van de bloemkool op de bodem van de aarden pot en garneer met een derde van de paprika en ui. 4. Breng op smaak met peper en zout en garneer met een derde van de kaas en een derde van het spek. Herhaal de lagen nog twee beurten. Giet nu het eimengsel over de lagen van de ingrediënten in de pot. 6. Kook tot de eieren goed gestold zijn en goudbruin aan de bovenkant, ongeveer 5-7 uur of zo.
Serveer en geniet. Voedingsinformatie per

portie: 324,5 calorieën, 22,5 g vet, 7,5 g koolhydraten, 22,6 g eiwit

Gebakken broccoli

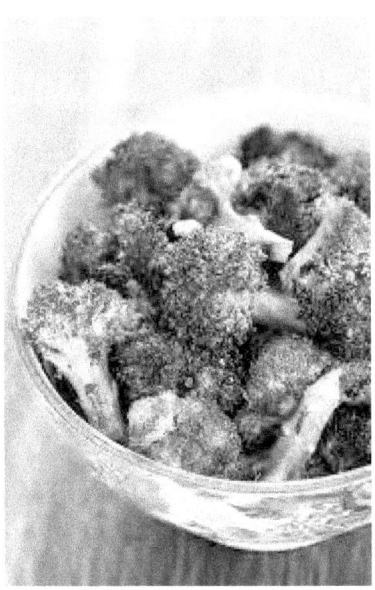

Ingrediënten voor 3 personen:

- - 2 planken voor broccoliroosjes
- - 1/4 kopje geraspte Parmezaanse kaas
- - 1/2 kopje gehakte Zwitserse kaas
- - 1/2 kopje geraspte mozzarella
- - 1/2 kopje room
- - 1 teen knoflook, fijn gehakt
- - 1 eetlepel boter
- - Peper
- - Zout

Procedure:

1. Verwarm de oven voor op 190 ° C.

2. Smelt de boter in een koekenpan op middelhoog vuur.

3. Voeg de broccoliroosjes toe aan de pan en breng op smaak met peper en zout.

4. Kook de broccoliroosjes ongeveer 5 minuten.

5. Voeg de knoflook toe en mix 1 minuut.

6. Voeg nu de room, Parmezaanse kaas, Zwitserse kaas en mozzarella toe. Meng goed.

7. Zet de pan in de voorverwarmde oven en bak de broccoli 10 minuten.
8. Eet smakelijk!

Voedingswaarden per portie:

calorieën 403 kcal

Koolhydraten 4 g

Eiwit 18 g

Vetten 22,5 g

Caprese met basilicum

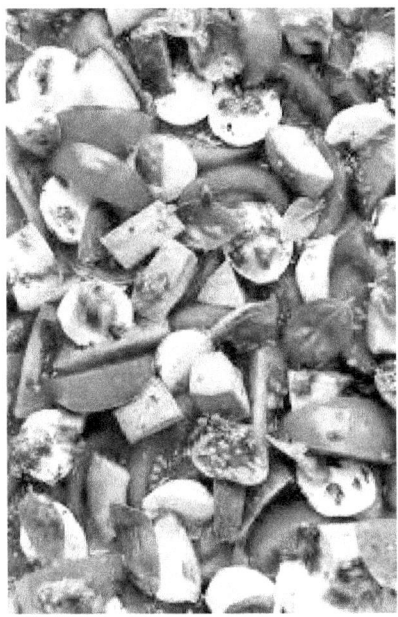

Ingrediënten voor 3 personen:

Kruiderijen

- - 1 theelepel zout
- - 2 eetlepels olijfolie
- - 2 eetlepels citroensap
- - 1 eetlepel knoflookpoeder
- - 1 theelepel basilicum

Tomatendressing:

- - 1 eetlepel basilicum
- - 16 dunne plakjes mozzarella

- - Een halve theelepel zwarte peper
- - 2 eetlepels balsamicoazijn
- - 1 eetlepel olijfolie
- - 8 tomaten

Procedure:

1. Verwarm de oven voor op 170 ° C.

2. Snijd de tomaten doormidden en leg ze neer op de bakplaat.

3. Vet elke helft van de tomaat in met een mengsel van balsamicoazijn, olijfolie, citroensap, knoflook peper, gehakte basilicum, zout en zwarte peper.

4. Bak ze 25 minuten in de oven.

5. Leg een van de dunne plakjes mozzarella op elke helft van de tomaat en bak nog 5 minuten. Leg de gehakte basilicum op elke tomaat om deze te verfraaien.

6. Eet smakelijk!

Voedingswaarden per portie:

calorieën 240 kcal

Koolhydraten 4 g

Eiwit 6 g

Vetten 9 g

Wodka Bloemkool Braadpan

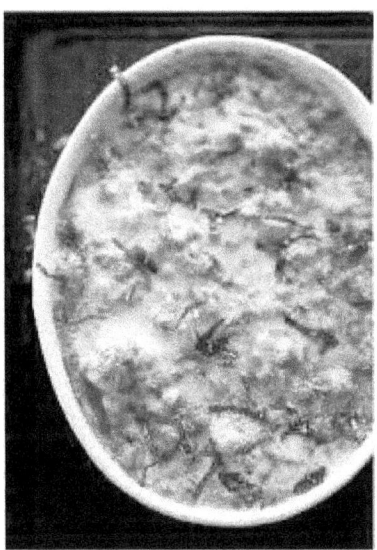

Ingrediënten voor 6 personen:

- - 8 kopjes bloemkoolroosjes
- - Een half kopje wodka
- - 2 eetlepels roomkaas
- - 2 eetlepels gesmolten boter
- - 1/3 kopje geraspte Parmezaanse kaas
- - 1 theelepel zout
- - 1/2 theelepel zwarte peper
- - 6 plakjes fetakaas
- - 1/4 kopje verse basilicum

Procedure:

1. Meng alle ingrediënten (behalve basilicum en feta)

2. Leg het mengsel op een bakplaat en leg de plakjes feta erop.

3. Bak 30 minuten in een voorverwarmde oven op 190 ° C

4. Haal uit de oven en laat 10 minuten rusten.
5. Dienen guarnicion met basilicum.

6. Eet smakelijk!

Voedingswaarden per portie:

calorieën 284 kcal

Koolhydraten 6 g

Eiwit 14 g

Vetten 16 g

Kokos Donuts

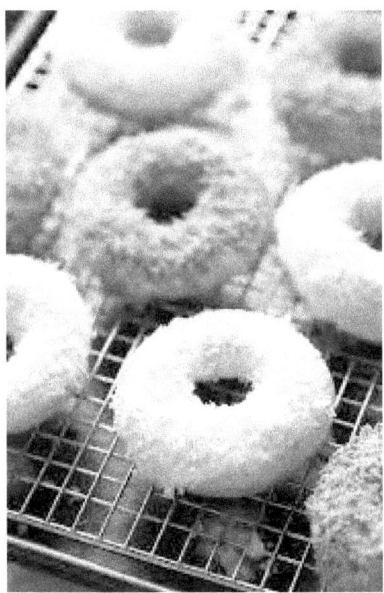

Ingrediënten voor 3 personen:

- - 4 eieren
- - 1/2 theelepel bakpoeder
- - 1/2 theelepel bakpoeder
- - 1/2 theelepel koffie
- - 1/3 kopje ongezoete amandelmelk
- - 1 eetlepel vloeibare stevia
- - 3 eetlepels ongezoet cacaopoeder
- - 1/4 kopje kokosolie
- - 1/3 kopje kokosmeel

Procedure:

1. Verwarm de oven voor op 180 ° C.

2. Vet een pan met olie en zet opzij.
3. Voeg alle ingrediënten toe aan een grote kom en meng tot een gelijkmatig mengsel.

4. Giet het mengsel in de eerder voorbereide pan en bak 20 minuten.

5. Versier met kokosvlokken (optioneel)

6. Eet smakelijk!

Voedingswaarden per portie: calorieën

312 kcal

Koolhydraten 11 g

Eiwit 12 g

Vetten 15 g

Zuurkool en salade met eieren

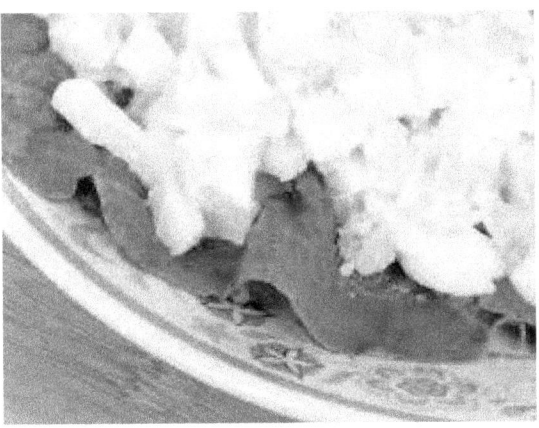

Ingrediënten voor 3 personen:

- - 6 hardgekookte eieren
- - 1/4 kopje mayonnaise
- - 1/2 kopje zuurkool
- - Zout en peper naar smaak

Procedure:

1. Schil en hak de eieren, doe ze nu in een kom.

2. Voeg de rest van de ingrediënten toe aan de eieren en meng goed.

3. Eet smakelijk!

Voedingswaarden per portie:

calorieën 395 kcal

Fettuccine met ei en kaas

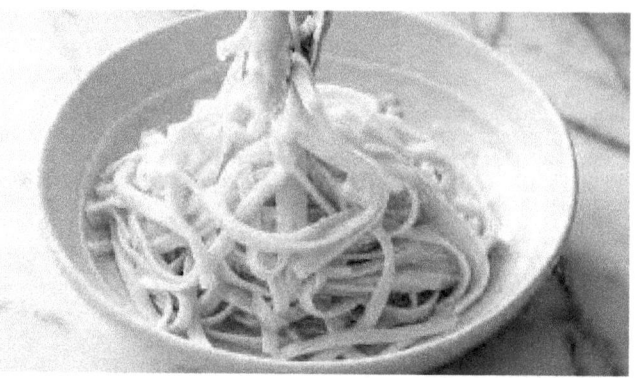

Ingrediënten voor 3 personen:

- - 2 eieren
- - 400 g roomkaas
- - 1/8 theelepel zwarte peper
- - 1 snufje zout
- - 1 snufje knoflookpoeder

Saus:

- - 1 eetlepel geraspte Parmezaanse kaas
- - 30 g mascarpone
- - 1 eetlepel boter

Procedure:

1. Combineer de roomkaas, eieren, zout, peper en knoflookpoeder in een blender en bedienen.

2. Breng het mengsel over in een ingevette pan met boter en bak gedurende 8 minuten op 160 ° C.

3. Laat afkoelen en verwijderen de inhoud heel zorgvuldig.

4. Rol op en snijd om de fettuccine te maken.

5. Stolar Line te zetten terzijde.

6. Meng de saus ingrediënten in een kom en magnetron gedurende 30 seconden.

8. Meng de saus met de fettuccine

9. Eet smakelijk!

Voedingswaarden per portie:

calorieën 532 kcal

Koolhydraten 8 g

Eiwit 28 g

Vetten 47 g

Zwitserse kaas en roerei

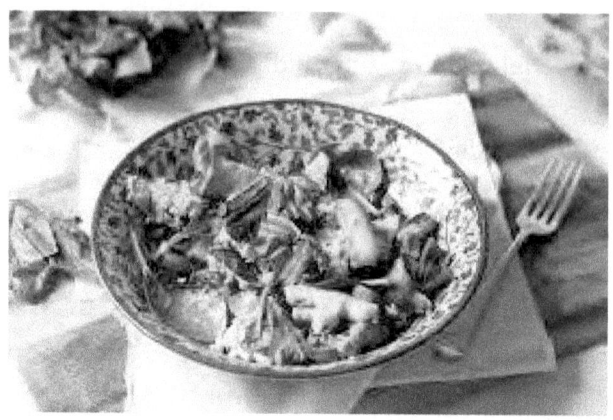

Ingrediënten voor 2 personen:

- - 1 grote avocado (geschild, ontpit en in plakjes)
- - 4 eieren
- - 1 kopje Zwitserse kaas (in blokjes)
- - 1 gesnipperde sjalot
- - 1 fijngehakt teentje knoflook
- - 1/4 kopje verse selderij (gehakt)
- - 1 eetlepel gedroogde oregano
- - 10 zwarte olijven
- - 2 eetlepels olijfolie
- - Zout en peper
- - 2 eetlepels vers citroensap

- 1/4 kopje pijnboompitten (optioneel)

Procedure:

1. Zet een grote koekenpan op middelhoog vuur en voeg de olijfolie, lente-uitjes en knoflook toe en bak 2 minuten.
2. Voeg de Zwitserse kaas toe aan de pan en kook tot de kaas begint te smelten.
3. Neem een middelgrote kom en meng de eieren, selderij en oregano; Breng op smaak met peper en zout.
4. Breng het mengsel voor in de pan. Zet het vuur lager.
5. Voeg de plakjes avocado en olijven toe aan de pan en blijf roeren tot de eieren roerei zijn.
6. Bestrooi met het citroensap en serveer met de pijnboompitten.
7. Eet smakelijk!

Voedingswaarden per portie:

calorieën 627 kcal

Koolhydraten 8 g

Eiwit 29 g

Vetten 46 g

kers-

Ingrediënten voor 2 personen:

- - 6 eieren
- - 1 eetlepel verse basilicum, gehakt
- - 1 eetlepel verse bieslook, gehakt
- - 1 eetlepel boter
- - 100 g kerstomaatjes, gehalveerd
- - 1 kopje fetakaas (in stukjes gesneden)
- - 1/2 gesnipperde ui
- - Zout
- - Peper (optioneel)

Procedure:

1. Smelt de boter in een koekenpan op middelhoog vuur.

2. Voeg de ui toe aan de pan en fruit.

3. Klop in een kom de eieren, basilicum, bieslook, zout en peper los.

4. Zodra de ui goudbruin is, giet je het mengsel dat je in de vorige stap hebt verkregen in de pan.

5. Voeg dan de cherrytomaatjes en de gehakte kaas toe, kook 5 minuten.

6. Eet smakelijk!

Voedingswaarden per portie: calorieën

395 kcal

Koolhydraten 6 g

Eiwit 22 g

Vetten 29 g

Smoothie van citroen en kaas

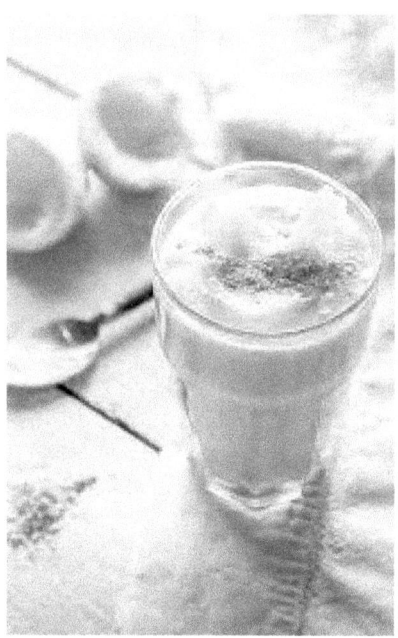

Ingrediënten voor 1 portie:

- - 1/3 kopje kokosmelk
- - 1 kopje ijs
- - 1 eetlepel lactosevrije mascarpone
- - 1 eetlepel vanille-eiwitpoeder
- - 1 theelepel citroensap
- - 1 eetlepel slagroom (zonder toegevoegde suiker)
- - 1 eetlepel cacaoboter
- - 1 theelepel citroenschil

- - 5 druppels vloeibare stevia (optioneel)

Procedure:

1. Giet alle ingrediënten in een blender te bedienen!

2. Giet het mengsel in een glas en breng op smaak met de citroenschil.

3. Eet smakelijk!

Voedingswaarden per portie: calorieën

234 kcal

Koolhydraten 5 g

Eiwitten 5 g

Vetten 19 g

Cheeto-salad

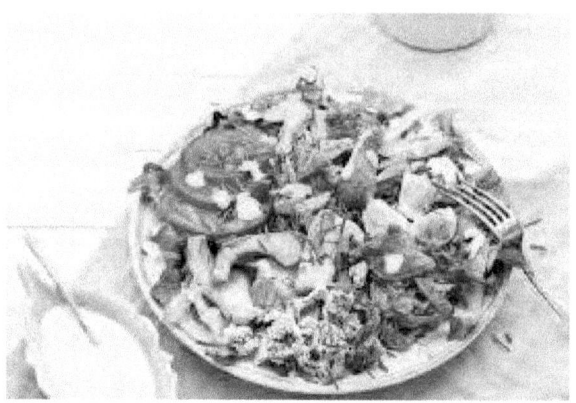

Ingrediënten voor 2 personen:

- - 2 eetlepels room
- - 2 eetlepels mayonnaise
- - 1/2 theelepel knoflookpoeder
- - 1/2 theelepel uienpoeder
- - 1 theelepel peterselie
- - 3 hardgekookte eieren en gesneden
- - 120 g Zwitserse kaas in kleine stukjes gesneden
- - 3 kopjes gesneden snijsla
- - 1/2 kopje gehalveerde kerstomaatjes
- - 1 kopje in blokjes gesneden komkommer

Procedures:

1. Meng in een kleine kom de room, mayonaise en kruiden tot een dressing.

2. Leg de komkommer, tomaten, sla, ei en Zwitserse kaas op een bord.

3. Giet de dressing gemaakt in stap 1 over de salade gemaakt in stap 2, meng alles door elkaar

4. Eet smakelijk!

Voedingswaarden voor één

portie: Calorieën: 448 kcal

Koolhydraten 7 g

Eiwit 15 g

Vetten 26 g

Vegetarische salade

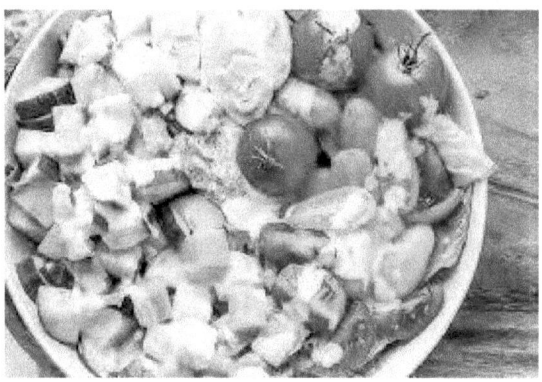

Ingrediënten voor 2 personen:

- - 1 eetlepel Dijon-mosterd
- - 1 kopje in blokjes gesneden komkommer
- - 1/2 kopje tomatenblokjes
- - 3 kopjes sla
- - 2 kopjes blokjes Zwitserse kaas
- - 2 in plakjes gesneden hardgekookte eieren
- - 1 theelepel peterselie
- - 1/2 theelepel uienpoeder
- - 1/2 theelepel knoflookpoeder
- - 2 eetlepels mayonnaise
- - 2 eetlepels zure room

Procedure:

1. Meng de mayonaise, zure room, uienpoeder, knoflookpoeder, peterselie, cherrytomaatjes en komkommer tot een gladde massa (dit wordt onze dressing).

2. Meng de saus met het gesneden ei, de kaasblokjes en de snijsla.

3. Voeg een eetlepel Dijon-mosterd toe.

4. Eet smakelijk!

Voedingswaarden per portie: calorieën

354 kcal

Koolhydraten 7 g

Eiwit 21 g

Vetten 35 g

Opperste omelet

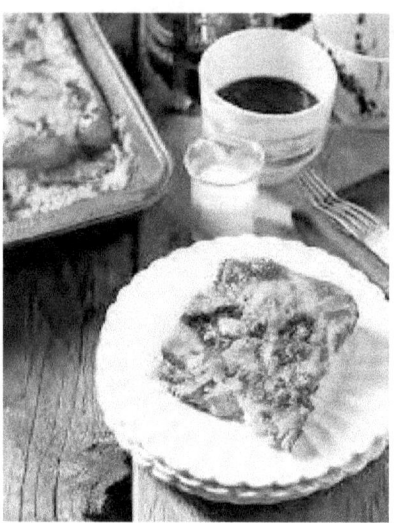

Ingrediënten voor 2 personen:

- - 4 eieren
- - 1 kopje verse spinazie (gehakt)
- - 1 theelepel knoflookpoeder
- - 1 eetlepel extra vierge olijfolie
- - 1 kopje gesneden champignon paddestoelen
- - 1/2 kopje in blokjes gesneden rode paprika's
- - 1/2 kopje in blokjes gesneden uien
- - 2 theelepels gehakte peterselie
- - Kosher zout en gemalen zwarte peper naar smaak

Procedure:

1. Breek de eieren in een kom, gebruik een garde om de dooiers met het eiwit te kloppen.

2. Voeg de spinazie, knoflookpoeder, peper en zout naar smaak toe. Gebruik de garde om alle ingrediënten te mengen en zet apart.

3. Verhit de extra vierge olijfolie in een koekenpan op middelhoog vuur.

4. Voeg de champignons, rode paprika en ui toe en bak 4 minuten.

5. Voeg nu het mengsel verkregen in stap 2 toe aan de pan en kook nog 4 minuten (2 minuten per kant).

6. Serveer gegarneerd met vers gehakte peterselie.

7. Eet smakelijk!

Voedingswaarden per portie: calorieën

315 kcal

Koolhydraten 7 g

Eiwit 17 g

Vetten 19 g.

Paprika's gevuld met eieren

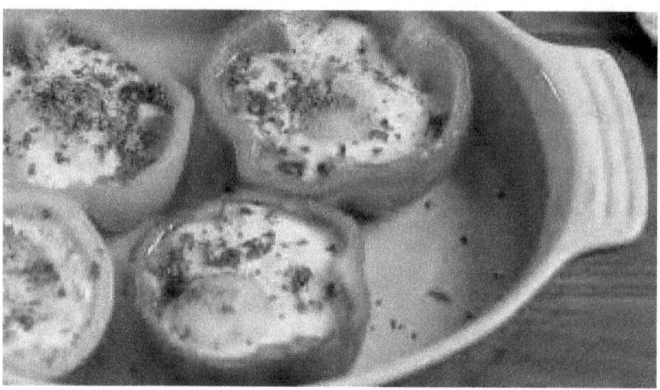

Ingrediënten voor 3 personen:

- - 6 eieren
- - 3 paprika's (rood of geel - gehalveerd)
- - 2 middelgrote Hass-avocados (geschild, ontpit in tweeën gesplitst)
- - 1 kopje tomaten (geschild en in blokjes gesneden)
- - 1/4 kopje gesneden rode ui
- - 2 jalapenos
- - 3 eetlepels limoensap
- - 1 eetlepel gerookt paprikapoeder
- - 1 teen knoflook
- - 1 theelepel gemalen komijnzaad
- - 1 theelepel gedroogde oregano
- - Een snufje Himalayazout

- - 1/4 kopje gesneden verse koriander

Procedure:

1. Verwarm de oven voor op 190 ° C en bekleed een bakplaat met bakpapier.

2. Neem een kom, breek de eieren en dichtslaan zout en peper toevoegen.

3. Snijd de jalapenos na het schoonmaken in stukjes.

4. Voeg de avocado toe aan de ei kom, samen met 2 eetlepels limoensap, tomaat, jalapenos, rode ui, zout en eventuele overgebleven kruiden (behalve koriander).

5. Meng alles met een aardappelstamper of vork tot de inhoud volledig gemengd is.

6. Vul de helft van de paprika met het mengsel verkregen in de vorige stap.

7. Leg de 6 met peper gevulde helften in de pan koken voor 30 minuten.

8. Nadat ze uit de oven zijn gekomen, versier je de paprika's met de rest van het limoensap en de koriander.

9. Eet smakelijk!

Voedingswaarden per portie:

calorieën 348 kcal

Koolhydraten 8 g

Eiwit 16 g

Vetten 27 g

Paprika's gevuld met groenten

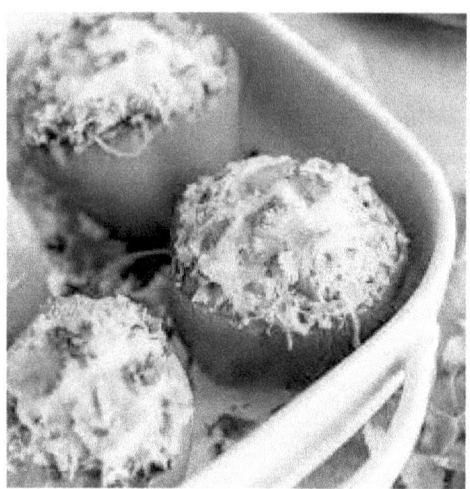

Ingrediënten voor 2 personen:

- - 1/2 kopje hele Griekse yoghurt
- - 2 eetlepels wijnazijn
- - 1/4 kopje gehakte verse peterselie
- - Selderij gewassen en in blokjes gesneden
- - Een kopje tomatenblokjes
- - Drie groene paprika's schoongemaakt en gehalveerd
- - 3 eetlepels Dijon-mosterd
- - 1/4 theelepel zout
- - 1/2 theelepel zwarte peper
- - 1 in plakjes gesneden sjalot
- - 1/2 komkommer in blokjes gesneden en schoongemaakt

Procedure:

1. Meng in een kom yoghurt, wijnazijn, mosterd, zout, peper en peterselie in een kom

2. Voeg de bleekselderij, tomaten, sjalotjes, komkommers toe en meng voorzichtig.

3. Gebruik een lepel om de gehalveerde paprika's met deze mix te vullen.

4. Eet smakelijk!

Voedingswaarden per portie:

Calorieën 117 kcal

Koolhydraten 10 g

Eiwit 7 g

Vetten 8 g

Spinazie Pizza met kaas

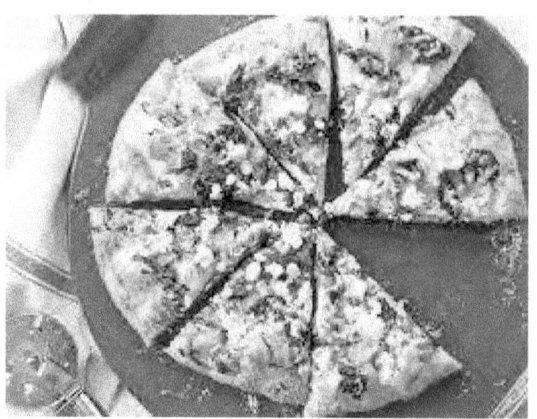

Ingrediënten voor 4 personen:

- - 1 en een halve kop amandelmeel
- - 170 g roomkaas
- - 1 kopje gehakt mozzarella
- - 2 eieren
- - 70 g boter
- - 90 g geraspte Parmezaanse kaas
- - 1 kopje Zwitserse kaas
- - Bevroren spinazie (naar smaak)
- - Zout en peper naar smaak
- - Knoflook poeder
- - 1 eetlepel olijfolie

Procedure:

1. Smelt de mozzarella en roomkaas in een kom gedurende 1 minuut in de magnetron.

2. Meng de vers gesmolten kaas met de eieren, amandelmeel, knoflookpoeder, zout en peper.

3. Vet een pan in met extra vierge olijfolie en verdeel het mengsel met een spatel.

4. Bak 10 minuten in een voorverwarmde oven op 220 ° C (dit wordt de pizzakorst).

5. Stoom ondertussen de spinazie en giet de spinazie af.

6. Smelt de boter in een pan en voeg de Parmezaanse kaas, peper en zout toe.

7. Meng de spinazie met het mengsel verkregen in de vorige stap en strooi ze over de korst.

8. Bestrooi met Zwitserse kaas en bak nogmaals voor 8 minuten.

9. Eet smakelijk

Voedingswaarden per portie: calorieën

510 kcal

Koolhydraten 12 g

Eiwit 38 g

Vetten 54 g

Spinazie Cake

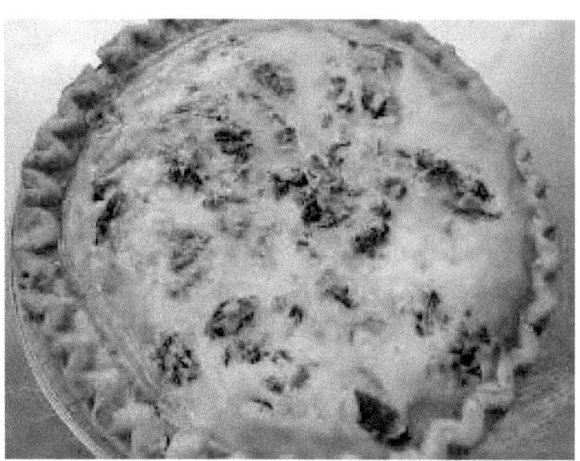

Ingrediënten voor 5 personen:

- - 10 eieren
- - 1 kopje verse spinazie
- - 1/4 kopje verse, gehakte sjalotten
- - 1 kopje Zwitserse vlokken kaas
- - 1 kopje room
- - 1 kopje kokosmelk
- - 1 eetlepel boter
- - Zout en peper naar smaak

Procedure:

1. Verwarm de oven voor op 180 ° C

2. Vet een bakplaat met een scheutje olie
3. Klop alle ingrediënten in een kom (behalve de schilferige kaas)

4. Giet het zojuist verkregen mengsel in de eerder voorbereide pan en strooi het over de kaas.

5. Bak 30 minuten in de oven.

6. Eet smakelijk!

Voedingswaarden per portie: calorieën

341 kcal

Koolhydraten 4 g

Eiwit 16 g

Vetten 28 g

Gebakken eieren met zoete aardappelen en mozzarella

Ingrediënten voor 2 personen:

- - 1 zoete aardappel
- - Zeezout en verse zwarte peper naar smaak
- - 1/4 theelepel paprikapoeder (optioneel)
- - 1/2 kopje Zwitserse kaasvlokken
- - 4 eieren
- - 2 eetlepels olijfolie

Procedure:

1. Verwarm de oven voor op 220 ° C.

2. Prik dan met een vork in de zoete aardappelen wikkelen in een laag bakpapier en doe ze in een pan van bakken.

3. Laat 45 minuten koken.

4. Haal de gepofte aardappel uit de oven en laat hem afkoelen. Snijd het dan in dunne plakjes.

5. Vet de pan in met olie en leg de zoete aardappelschijfjes erop.

6. Breek de eieren over de aardappelschijfjes en bestrooi met kaas, zout, peper en paprikapoeder.

7. Zet de pan terug in de oven en bak ongeveer 3-4 minuten tot de eieren gaar zijn en de kaas smelt.

1. Eet smakelijk!

Voedingswaarden per portie: calorieën

407 kcal

Koolhydraten 7 g

Eiwit 22 g

Vetten 28 g

Eieren met spinazie en dille

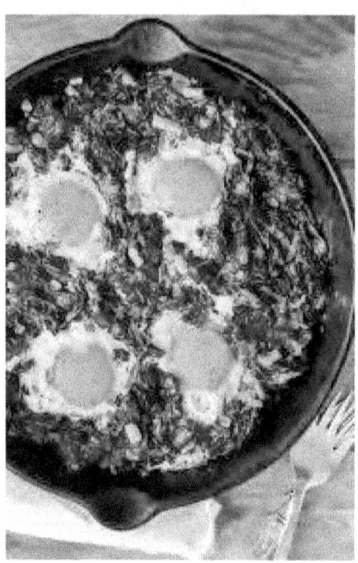

Ingrediënten voor 3 personen:

- - 450 g spinazie
- - 1/2 glas water
- - 1/2 gesnipperde ui
- - 1 bosje dille
- - 4 eieren
- - 2 eetlepels olijfolie
- - Genoeg zout
- - Peper (optioneel)

Procedure:

1. Verhit een koekenpan met antiaanbaklaag op hoog vuur en voeg langzaam de spinazie toe.

2. Giet er een half glas water bij en laat de spinazie zacht worden.

3. Voeg de gesnipperde ui en dille toe en meng

4. Als het water volledig is verdampt, giet je de olijfolie erbij en blijf je roeren

5. Breek de eieren op de spinazie

6. Voeg peper en zout naar smaak toe.

7. Dek de pan af en kook 5 minuten op laag vuur.

8. Eet smakelijk!

Voedingswaarden per portie:

Calorieën 156 kcal

Koolhydraten 4 g

Eiwit 9 g

Vetten 14 g

Gegratineerde pompoen met tomaat en chili

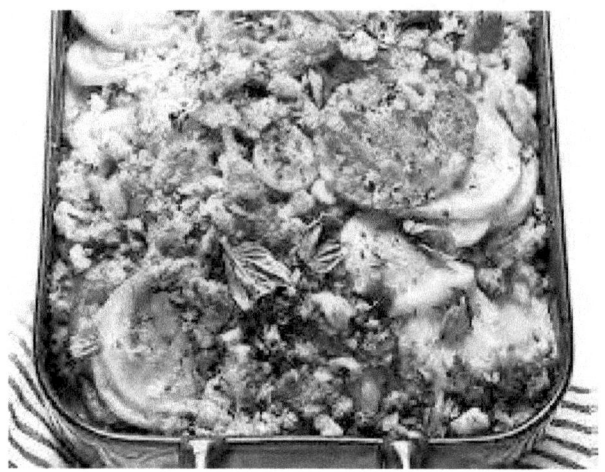

Ingrediënten voor 4 personen:

- - 1 grote tomaat in 8 plakjes gesneden
- - 4 eetlepels olijfolie
- - 1 kopje Zwitserse kaas
- - 1 kopje room
- - Een halve theelepel zwarte peper (optioneel)
- - Een halve theelepel zout
- - 2 theelepels gehakte verse tijm
- - 1/4 kopje verse basilicum
- - 2 theelepels gehakte knoflook
- - 400 g in plakjes gesneden pompoen

- - 1 fijngehakte rode paprika
- - 2 kopjes gesneden rode ui

Procedure:

1. Warmte de oven op 190 ° C.

2. Giet 4 eetlepels olijfolie in de pan en fruit de knoflook, pompoen, paprika en ui 5 minuten.

3. Voeg peper, zout, tijm, basilicum toe, het is bruin voor 1 Meer minuut, roeren doorlopend.

4. Meng de kaas en room in een kom, meng alles goed

5. Meng dit verkregen mengsel met de groenten gekookt in stap 2 en doe het in een ovenschaal.

6. Voeg ter decoratie de cherrytomaatjes toe en bak 40 minuten in de oven.

7. Eet smakelijk!

Voedingswaarden per portie: calorieën

235 kcal

Koolhydraten 13 g

Eiwit 12 g

Vetten 16 g

Romige broccolisoep

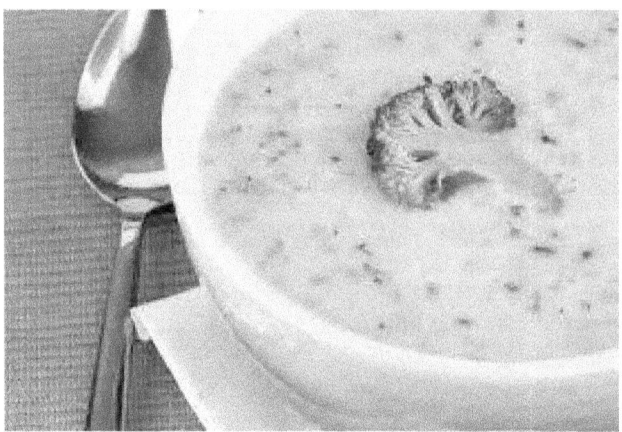

Ingrediënten voor 4 personen:

- - 5 kopjes broccoliroosjes
- - 2 teentjes knoflook (fijngehakt)
- - 1 wortel, geschild en in stukjes gesneden
- - 1 gesnipperde ui
- - 1 kopje Zwitserse kaas (stukjes)
- - 2 eetlepels zure room
- - 1/2 kopje kokosmelk
- - 420 g groentebouillon
- - Zout
- - Peper (optioneel)

- - 1 fijngehakte rode paprika
- - 2 kopjes gesneden rode ui

Procedure:

1. Warmte de oven op 190 ° C.

2. Giet 4 eetlepels olijfolie in de pan en fruit de knoflook, pompoen, paprika en ui 5 minuten.

3. Voeg peper, zout, tijm, basilicum toe, het is bruin voor 1 Meer minuut, roeren doorlopend.

4. Meng de kaas en room in een kom, meng alles goed

5. Meng dit verkregen mengsel met de groenten gekookt in stap 2 en doe het in een ovenschaal.

6. Voeg ter decoratie de cherrytomaatjes toe en bak 40 minuten in de oven.

7. Eet smakelijk!

Voedingswaarden per portie: calorieën

235 kcal

Koolhydraten 13 g

Eiwit 12 g

Vetten 16 g

Romige broccolisoep

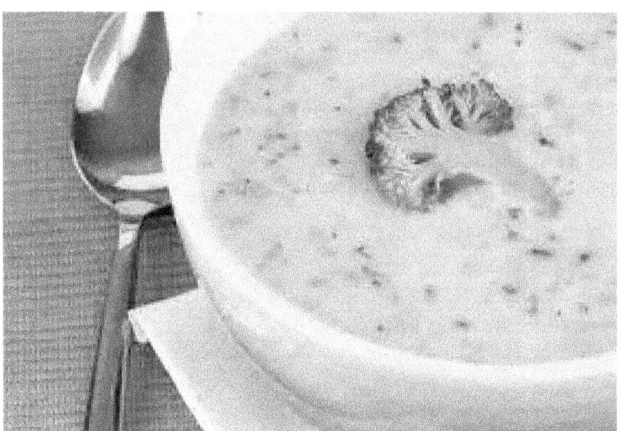

Ingrediënten voor 4 personen:

- - 5 kopjes broccoliroosjes
- - 2 teentjes knoflook (fijngehakt)
- - 1 wortel, geschild en in stukjes gesneden
- - 1 gesnipperde ui
- - 1 kopje Zwitserse kaas (stukjes)
- - 2 eetlepels zure room
- - 1/2 kopje kokosmelk
- - 420 g groentebouillon
- - Zout
- - Peper (optioneel)

Procedure:

1. Zet een steelpan op middelhoog / hoog vuur, voeg de bouillon, knoflook, wortel en ui toe, breng aan de kook en laat 5 minuten koken, waarbij het vuur lager wordt.

2. Voeg de kokosmelk, broccoli, zout en peper toe en kook nog 10 minuten.

3. Voeg zure room toe en meng goed.

4. Laat de soep iets afkoelen, giet hem dan in een blender en mix tot een gladde en romige massa.

5. Garneer met gehakte Zwitserse kaas.

6. Eet smakelijk!

Voedingswaarden per portie: calorieën

228 kcal

Koolhydraten 12 g

Eiwit 8 g

Vetten 12 g

GROEN SAP MET KALK EN GEMBER

Probeer deze frisse, gezonde en heerlijke limoen- en gember-smoothie!

Ingrediënten: 1 portie
- 125 ml melk
- 125 ml water

- **½ theelepel verse gember**

- Sap van 1 limoen
- Gehakte mango
- 1 eetlepel geraspte gedroogde kokos
- 1 eetlepel lijnzaad
- 100 g spinazie

Bereiding: - Klop alle ingrediënten door elkaar tot een homogene consistentie is verkregen. Genieten! Voedingswaarde-informatie per portie: 178 calorieën, 1 g vet, 7 g koolhydraten, 4 g eiwit

GROEN Smoothie MET AARDBEI EN KURKUMA

Deze super makkelijke smoothie zal je spijsvertering echt helpen! Te goed om het niet te proberen! Ingrediënten: 1 portie
- 100 g kool, waarvan je de stengels hebt gemaakt
- 1 theelepel kurkuma
- 200 g aardbeien
- 125 ml kokosyoghurt
- 6 walnoten kitten
- 1 eetlepel ongezoet cacaopoeder
- 1 plak van 1-2 mm chili kwaliteit vanuit vogelperspectief
- 250 ml amandelmelk
  - 1 on pit Medjool Bereiding Datum:
- Mix alle ingrediënten tot net wanneer

een zachte consistentie bereiken. Genieten! - Kies uw favoriete consistentie door meer of minder amandelmelk toe te voegen.

Voedingswaarde-informatie per portie: 180 calorieën, 2,2 g vet, 12 g koolhydraten, 4 g eiwit

WONDER SIRT SMOOTHIE

Een geweldige smoothie! Zo vers en smakelijk! Perfect als ontbijt! Ingrediënten:
1 portie
- 50 g rucola
  - 250 g biologische aardbeien of bosbessen

- 100 g kool

- **½ theelepel matcha groene thee**

- Sap van ½ citroen of limoen
- 3 takjes peterselie
- 200 ml water
- 50 g waterkers

Voorbereiding:
- Voeg alle ingrediënten behalve matcha groene thee toe aan een blender en mix tot een gladde massa. - Voeg nu de matcha groene thee toe en schud nog een laatste keer totdat alles goed gemengd is. Genieten!
Voedingsinformatie per portie: 145 calorieën, 2 g vet, 7 g koolhydraten, 3 g eiwit

AARDBEI EN SPINAZIE ROOK

Een verfrissende en smeuïge aardbeien spinazie-smoothie vol gezonde ingrediënten! Ingrediënten: 1 portie
- 250 g aardbeien

- 50 g gewassen spinazie
- 50 g bevroren ananas in stukjes
- 1 rijpe banaan gesneden en stukjes
- 250 ml melk
- 1 eetlepel chiazaad

Voorbereiding:
- Doe alle ingrediënten in een blender en mix tot een gladde massa. Genieten! Voedingswaarde per portie: Calorieën 266, Vet 8 g, Koolhydraten 48 g, Eiwit 9 g

BESSEN EN KALKROOK

Een bessen- en kurkuma-smoothie gemaakt van bosbessen, frambozen, bramen, spinazie, honing en gember! Het perfecte gezonde ontbijt om de dag mee te beginnen!

Ingrediënten: 1 portie
- 250 g gemengde bessen (bosbessen, bramen en frambozen)
- 50 g spinazie

- 1/2 theelepel kurkuma
- 200 ml amandelmelk of melk naar smaak - 125 ml magere Griekse yoghurt of magere yoghurt naar smaak
- **½ theelepel gember**

- 2-3 theelepels honing
  - 3 eetlepels havermout Bereiding:
  - Doe alle ingrediënten in een blender en mix tot een gladde massa. Proef en zoet naar smaak indien gewenst. Genieten! Voedingswaarde-informatie per portie: 151 calorieën, 2 g vet, 27 g koolhydraten, 8 g eiwit

GROENE MANGO SMOOTHIE

Een zoete, romige en gezonde groene mango smoothie die smaakt naar een tropische vakantie!

Ingrediënten:
1 deel
- 250 g bevroren mangostukjes
- 50 g gewassen spinazie blaadjes
- 1 rijpe banaan
- 200 ml amandelmelk zonder toegevoegde suiker

Voorbereiding:
- Doe alle ingrediënten in een blender en mix tot een gladde massa. Genieten!

Voedingswaarde per portie: 229 calorieën, 2 g vet, 72 g koolhydraten, 2 g eiwit

Smoothie van kool en ananas

Een heerlijke en romige smoothie van boerenkool en ananas met banaan en Griekse yoghurt.
Deze smoothie houdt je urenlang verzadigd!
Ingrediënten: 1 portie
- 150 g gesneden koolbladeren, met de overgebleven stengels
- 100 g gehakt ananas

- 1 banaan gesneden en stukjes
- 100 ml magere Griekse yoghurt
- 2 theelepels honing
  - 200 ml amandelmelk of een andere melk naar keuze
  - 2 eetlepels romige pindakaas Bereiding:
  - Doe alle ingrediënten in een blender en mix tot een gladde massa. - Voeg meer melk toe als u een meer vloeibare consistentie wilt. Genieten!

Voedingsinformatie per portie: 187 calorieën, 9 g vet, Koolhydraten 27 g, eiwitten 8 g

Vier weken aan recepten

Ik hoop dat ik je een nieuwe liefde voor koken heb bijgebracht, zo niet
je had het, waarom echt eten koken en maken ze met je handen is de beste
strategie om een snelle stofwisseling te behouden. Maar voorheen
Krijgen om te werken heb je een aantal recepten nodig, hier zijn
er een paar geweldige. Elk geeft aan voor welke fase het
geschikt is.
Im
alles van Ze zijn verrukkelijk, en velen zijn nu favoriet bij mijn familie en veel
van mijn klanten. Ik weet zeker dat jij ze ook geweldig zult vinden!

RECEPTEN VOOR FASE 1

Ontbijten
Frozen Mango Smoothie Fruit en Havermout Smoothie Pap
Wentelteefjes met aardbeien

Salades, sandwiches, soepen en chili
Tonijn, groene appel en spinazie salade Sandwich met gesneden kip / kalkoen
Ontsproten tarwe tortilla met kalkoen

Kip en gerst soep Kalkoen chili peper
Kalkoen, witte bonen en boerenkoolsoep, salad dressing en groentesaus

Hoofdgerechten
Terrine van kip en broccoli
Bruine rijst met kippenworst Kip met champignons en wilde rijst Runderfilet met bruine rijst
Varkenshaas met broccoli en ananas

Snacks
Gebakken grapefruit met kaneel geur Peer cacao
Watermeloen plakjes Vetverbrander Watermeloen plakjes
Watermeloen smoothie

BEVROREN MANGO SMOOTHIE
Fase 1
Porties voor 1

½ kom van bevroren mango (of aardbeien is ananas)
½ kom met ijsblokjes
½ citroen
1/4 theelepel stevia or xylitol (optioneel)
   2 muntblaadjes of ¼ theelepel munt theeblaadjes

Doe de mango en het ijs in een blender met ¾ mok van water. Voeg het sap van de uitgeperste helft met de stevia of xylitol en munt toe en mix tot een gladde massa. Geniet van 8-10 rijstcrackers.

FRUIT EN HAVERBLOEM ROOK
Fase 1
Porties voor 1

½ kom havermout
½ schaal met bevroren fruit, bijv. Ananas aardbeien
½ kom met ijsblokjes 1 zakje stevia of
kaneelpoeder xylitol om op smaak te brengen

Doe de havermout in de blender en mix tot verpulverd. Zet de blender uit en voeg 1 kopje water toe. Voeg de overige ingrediënten toe en mix tot een gladde massa. Serveren.

PAP
Fase 1
Voor 4 personen

Persoonlijk maak ik het liefst havermout met de hele doos havermout en bevries het dan met bessen, kaneel en stevia in anderhalve portie kom. Op die manier, als ik terugga naar fase 1, haal ik het uit de vriezer en verwarm ik het een paar minuten. Als je wilt, kun je dit ook doen met de slowcooker door hem een nacht aan te laten staan.

1 kom havermout
2 schalen met verse bessen
stevia en gemalen kaneel om op smaak te brengen

Doe de havermout in een kom met 4 kopjes water. Dek af, zet in de koelkast en laat een nacht rusten. Breng de volgende ochtend over in een pan en laat ongeveer 30 minuten sudderen.
Voeg als het bijna gaar is de bessen toe, dan de stevia en kaneel.

FRANSE TOOST MET AARDBEIEN
Fase 1
Porties voor 1

1 eiwit
1 theelepel vanille-extract
¼ theelepel gemalen kaneel 1 sneetje gekiemd tarwebrood
½ kom bevroren aardbeien 2 theelepels citroensap 1 theelepel stevia of xylitol

Klop in een kom het eiwit met het vanille-extract en de kaneel los. Dompel jezelf onder binnenin het brood door het aan beide kanten te draaien zodat het doet verplichtingen goed.

Zet een pan met antiaanbaklaag op het vuur, en als deze warm is achterover leunen in het brood, draai het af en toe om zodat het aan beide kanten bruin wordt.

Giet terwijl het brood kookt de aardbeien in een pan en verwarm ze op laag vuur. Voeg als ze zacht worden het citroensap en stevia of xylitol toe en kook verder tot de aardbeien heet zijn. Giet ze direct op toast en eet smakelijk!

SALADE VAN TONIJN, GROENE APPEL EN SPINAZIE
Fase 1
Porties voor 2

1 blikje tonijn in pekel 120 g
1 kom groene (of rode of ananas) appel in blokjes gesneden
½ kom gepelde en in blokjes gesneden komkommer
½ kom wortelblokjes 1 eetlepel gesneden rode ui
½ citroen
1-2 kommen verse spinazie

Giet de tonijn goed af en doe hem in een kom. Voeg de appel, komkommer, wortel en ui toe en meng goed.

Voeg het sap van een halve citroen toe en meng goed. Giet over de spinazie en serveer.

Opmerking: Persoonlijk aroma, maar gebruik ik liever balsamico azijn in plaats van citroen geen olie.

SANDWICH MET GESNEDEN KIP / TURKIJE
Fase 1

Porties voor 1

1 snee gekiemd tarwebrood 1 eetlepel mosterd 2 grote slablaadjes
2 plakjes kalkoen of kip zonder nitraten een paar plakjes rode ui
plakjes tomaat
zeezout en versgemalen peper

Verdeel de mosterd over het brood, leg de slablaadjes erop en dan de plakjes kalkoen of kip.
Voeg de ui en tomaat toe. Breng op smaak met peper en zout. Serveren.

GESPROTEN TARWE TORTILLA MET TURKIJE
Fase 1

Porties voor 1

4 plakjes gesneden kalkoen of ½ kom gemalen kalkoen
¼ theelepel zeezout
¼ theelepel mosterdpoeder
¼ theelepel zwarte peper
1/4 theelepel gedroogde oregano 1 of 2 eetlepels
mosterd 1 gekiemde tarwe tortilla
1/2 tot 1 kom groene bladgroenten, zoals rucola, gemengde salade of spinazie
½ middelgrote rijpe tomaat, in plakjes gesneden

Bak de in plakjes gesneden kalkoen of het gehakt in een pan met antiaanbaklaag. Breng op smaak met zout, mosterdpoeder, peper en oregano. Bestrooi de tortilla met de mosterd en voeg de groenten en plakjes tomaat toe. Garneer met de kalkoen, rol de tortilla op en eet smakelijk!

KIP EN GERSTSOEP
Fase 1

Voor 4-6 personen (1 portie = 3 kommen)

4 kopjes kippenbouillon 4 kopjes groentebouillon
1.200 g kipfilet zonder botten 1 kom in blokjes gesneden ui 1
   eetlepel geperste knoflook 1 laurierblad
¼ theelepel zeezout

¼ theelepel zwarte peper
   2 kommen in blokjes gesneden Napoli-pompoen (geschild) 2 kommen gele
   pompoen in rechte blokjes gesneden
2 kommen courgette in blokjes 1 kom broccoli
1 kom vers gesneden champignons 1 kom gerst

Giet 4 kopjes water in een grote pan en voeg de kippen- en groentebouillon toe.
Voeg de kip, ui, knoflook, laurier, zout en peper toe en breng aan de kook. Zet het vuur lager en laat het een uurtje sudderen.
Voeg de groenten en gerst toe. Breng weer aan de kook en laat vervolgens een uur of twee sudderen, tot de groenten de gewenste dikte hebben bereikt.

TURKIJE KILOS
Fase 1

Ingrediënten voor ongeveer 6 personen (1 portie = 1 ½ kommetje)

Waarschuwing: Omdat het veel zetmeelrijke peulvruchten bevat, telt dit recept als een volledige maaltijd van granen, eiwitten en groenten. Het is daarom niet nodig om andere granen aan de maaltijd toe te voegen, ook al suggereert het maaltijdplan dit.

500-1.000 g mager gemalen kalkoenvlees
½ kom (of meer indien gewenst) in blokjes gesneden rode ui 2 eetlepels peterselie of koriander 1 eetlepel chilipoeder 1 eetlepel gehakte knoflook
½ theelepel gehakte rode paprika (zie opmerking aan het einde van het recept)

425 g witte bonen uit blik 425 g rode bonen uit blik 425 g zwarte bonen uit blik 425 g pinto bonen uit blik 425 g linzen uit blik of azuki bonen 4 kommen in blokjes gesneden courgette

ongeveer 900 g tomatenpuree 1 theelepel zeezout

Bak de kalkoen bruin in een pan en laat hem uitlekken. Activeer een langzame kachel lage temperatuur en voeg het vlees, ui, peterselie, chilipoeder, knoflook en gehakte chilipeper toe. Roer, dek af
en alles bruin maken.

Open de blikken bonen, laat ze gedeeltelijk uitlekken, bewaar een beetje vloeistof om de chili sappiger te maken, en doe ze samen met de courgette in de pan. Meng goed en kook op hoog vuur gedurende 4-5 uur naar laag vuur gedurende 6-8 uur.

Draai en proef af en toe, pas eventueel aan met peper en zout (pas voor het serveren aan met zout zodat alle voedingsstoffen behouden blijven).

Opmerking: De gehakte rode peper maakt de peper pittiger; als je het lekker vindt, maar de rest van de familie niet, kun je gewoon meer op je bord doen tijdens het serveren. Ik maak de chili meestal 's ochtends voordat ik de kinderen wakker maak en laat hem op laag vuur koken zodat hij klaar is voor de lunch. Als ik het de komende dagen nodig heb, maak ik het 's avonds voordat ik ga slapen klaar en breng het' s ochtends voordat ik naar mijn werk ga, over in de koelkast of vriezer.

KALKOENSOEP, WITTE BONEN EN BOERENKOOL
Fase 1

Voor 4 personen

900 g mager kalkoenvlees 3 kommen in blokjes gesneden rode ui
2 kommen bleekselderij (inclusief bladeren) 2 eetlepels gehakte knoflook
1 eetlepel gember gehakt 8 kopjes groentebouillon
6 kommen delica-pompoen of Napolitaanse pompoen, geschild en in blokjes gesneden

6 kommen geraspte boerenkool 450 g witte bonen, uitgelekt en gespoeld 450 g cannellinibonen, uitgelekt en gespoeld
450 g adzuki of zwarte bonen, uitgelekt en afgespoeld 2 tl gedroogde basilicum 2 tl gedroogde tijm
    1 theelepel komijnpoeder
½ theelepel zeezout
¼ theelepel versgemalen zwarte peper

    Bak in een pan met antiaanbaklaag de kalkoen, ui, selderij, knoflook en gember met 2 eetlepels water tot ze zacht zijn. Voeg de bouillon, pompoen, kool, bonen en kruiden toe.
    Als alles kookt, dek de pan af, zet het vuur lager en laat het 15-20 minuten sudderen, of tot de groenten gaar zijn.

zacht. Proef en breng indien nodig naar smaak met peper en zout.

KLEDING VOOR SALADES EN PINZIMONIO VOOR GROENTEN
Fase 1
Porties voor ¾ kopje

½ kopje verse of bevroren mangopuree 2 theelepels balsamicoazijn
    2   theelepels gehakte verse koriander of peterselie 1 theelepel limoensap
¼ theelepel stevia of xylitol

Mix alle ingrediënten in een blender en geniet van het mengsel als dip voor groenten!

TERRINA VAN KIP EN BROCCOLI
Fase 1
Voor 4 personen

4 kopjes groente- of kippenbouillon
½ kom gehakt rode ui
½ kom gehakt wortel
½ kom gesneden bleekselderij
1 eetlepel peterselie of koriander 1 theelepel gehakte knoflook
½ kom bruine rijst
500 g kipfilet zonder vel, uitgebeend en in stukken van ongeveer 5 cm gesneden 4 kommen broccoli
    1 eetlepel limoensap
½ theelepel gehakte peterselie
½ theelepel zeezout
½ theelepel zwarte peper

Zet de oven op 190 graden. Doe de bouillon, groenten, 1 eetlepel peterselie en knoflook in een pan die groot genoeg is.

Voeg een kopje water toe en breng aan de kook. Giet de rijst erbij, draai om en breng aan de kook. Dek af en laat 25 minuten sudderen, daarna nog eens 5 minuten zonder deksel. Opzij zetten.

Terwijl de rijst kookt, giet kip en broccoli in een kom. Voeg het limoensap, peterselie, zout en peper toe. Meng zodat het vlees en de broccoli absorberende kruiden. Leg de kip en broccoli op een bakplaat en verdeel ze goed. Zet in de oven en kook 30-35 minuten.

Haal de kip uit de oven en laat hem afkoelen. Verdeel de rijst in vier porties van elk ½ kom. Verdeel het mengsel van kip en broccoli in vier gelijke portieren gebruik het voor toprijst. Serveer onmiddellijk.

Opmerking: voel je vrij om de porties in dit recept te verdubbelen en de extra porties in te vriezen.

BRUINE RIJST MET KIP WORST
Fase 1
Voor 4 personen

2   kommen bruine rijst 340 g kippenworst 2 kommen in blokjes gesneden courgette 1 kom broccoli
¼ kom gehakte rode ui 1 eetlepel geplette knoflook

¼ theelepel zeezout
een snufje theelepel zwarte peper

Kook de rijst beetgaar in kokend water. Als het klaar is, laat het uitlekken en laat het onder koud water lopen.
Snijd de kip worstjes in plakjes van ongeveer 2,5 cm dik.

Verhit een pan met antiaanbaklaag. Voeg een eetlepel water toe, voeg de kip, ui en knoflook toe en meng goed. Kook op middelhoog vuur tot het vlees licht gekleurd is.

Voeg de courgettes, broccoli, zout en peper toe en kook 3-5 minuten, tot de groenten zacht maar knapperig zijn.

Voeg de rijst toe en bruin. Heet opdienen.

KIP MET PADDESTOELEN EN WILDE RIJST
Fase 1

Voor 6-8 personen (1 portie = 1 ½-2 kommen)

1.200 g kipfilet zonder botten en in blokjes gesneden 2 kopjes kippenbouillon 1 kom wilde rijst, afgespoeld en uitgelekt

¼ kom met in blokjes gesneden ui

½ theelepel gehakte knoflook

2 kommen met gehakte verse champignons 1 blik gehakte tomaten

1 theelepel zeezout

½ theelepel gedroogde oregano

½ theelepel gedroogde basilicum

¼ theelepel versgemalen zwarte peper

Doe de kippenbouillon, wilde rijst, ui en knoflook in een slowcooker.

Voeg de champignons, gehakte tomaten, zout, oregano, basilicum en peper toe en meng goed. Dek af en laat 4 uur sudderen op de hoogste temperatuur of 6 uur op de laagste temperatuur. Serveer en geniet!

FILET MET BRUINE RIJST
Fase 1

Voor 4 personen

Voor de bruine rijst:

1 ¼ kopjes kippen- of groentebouillon 2 kommen rauwe bruine rijst 1 kom in blokjes gesneden courgette

½ kom met in blokjes gesneden rijpe tomaten 2 eetlepels in blokjes gesneden rode ui

Nacho's met Queso

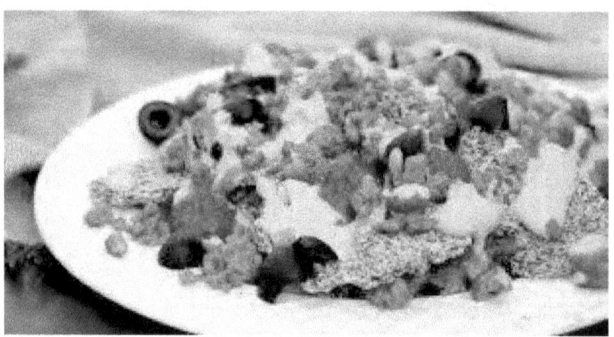

Ingrediënten voor 2 personen:

Voor tortilla chips:

- - 60 g lijnzaad
- - Een halve theelepel zout
- - Een half kopje water

Voor Queso:

- - 1 kopje gepelde hennepzaden
- - 1 kopje water
- - 2 theelepels gist
- - Een halve theelepel pepper Cayenne in powder
- - Een halve theelepel knoflookpoeder
- - Een halve theelepel uienpoeder

- Een halve theelepel paprikapoeder
- 3 eetlepels MCT olie-
- Een halve theelepel zout

Nacho-toppings:

- 2 porties Beyond Meat Feisty Crumbles
- 30 g gehakte zwarte olijven
- 2 eetlepels saus (naar keuze)
- 1 eetlepel gesneden groene uien

Procedure:

1. Meng de tortilla-ingrediënten goed in een kom en laat een paar minuten rusten.

2. Verdeel het mengsel in een dunne laag op een met bakpapier beklede bakplaat en bak gedurende 30 minuten op 180 graden.

3. Verwarm ondertussen de Beyond Meat Feisty Crumbles e trek het aan terzijde.

4. Meng alle ingrediënten apart om de queso te verkrijgen tot een gladde consistentie is verkregen.

5. Voeg als het tweeledige mengsel klaar is de uitbundige kruimels op het vlees, de olijven, de salsa, de groene uien en 1/4 kopje queso toe

6. Gelukkig

Eetlust!

Voedingswaarden per portie: Calorieën 385 kcal Koolhydraten 15 g Eiwit 23 g

Vetten 29 g

Koolsalade met limoen

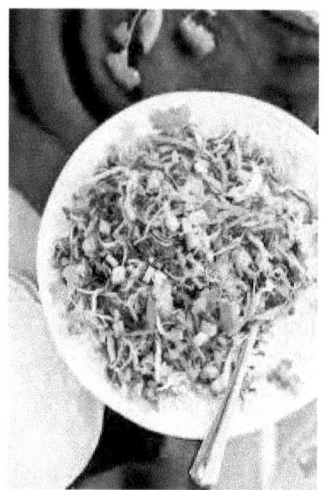

Ingrediënten voor 4 personen:

- - 1 theelepel zout
- - 1/4 kopje water
- - 1 teen knoflook
- - 2 eetlepels limoensap
- - 1/4 kopje verse korianderblaadjes
- - 2 avocado's
- - 400 g kant-en-klare koolsalade

Procedure:

1. Hak de koriander en knoflook fijn en doe ze samen met een beetje water in een blender, voeg de 2 avocado's + limoensap toe en mix tot een romig geheel.
2. Mengen kant-en-klare koolsalade met de vers bereide dressing en goed mengen

3. Eet smakelijk!

Voedingswaarden per portie: Calorieën 359 kcal Koolhydraten 5 g Eiwit

8 g

Vetten 12 g

Bloemkool in Indiase masala

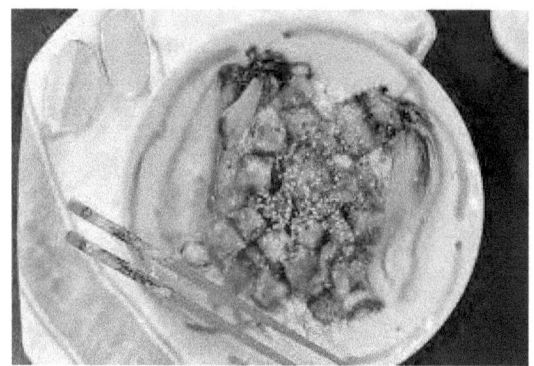

Ingrediënten voor 3 personen:

- - 2 in blokjes gesneden uien
- - 5 in blokjes gesneden tomaten
- - 1 krop bloemkool
- - Een half kopje cashewnoten
- - 1 theelepel gember gehakt
- - 1 theelepel gehakte knoflook
- - 2 eetlepels olie
- - 1 laurierblad
- - Een halve theelepel komijnzaad
- - 1/4 theelepel peper
- - 1 groene kardemom

- - 3 kruidnagels
- - 2 zwarte kardemom
- - Een halve theelepel garam masala
- - 1 eetlepel gehakte koriander
- - Een halve theelepel kurkuma poeder
- - 1 theelepel coriander powder
- - 1 theelepel geroosterde sesamzaadjes (optioneel)
- - Genoeg zout
- - 2 kopjes water

Procedure:

1. Verwarm de pan voor met de olie.

2. Voeg de komijnzaadjes, zwarte kardemom, laurier blad, groene kardemom, zwarte peper en kruidnagel toe.

3. Bak 30 seconden bruin en voeg dan de uien, knoflook en gember toe.

4. Roer 5 minuten en voeg de kruiden toe.

5. Laat 2 minuten koken en voeg al roerend de tomaten toe.

6. Voeg de cashewnoten toe

7. Mix het mengsel nu met een blender

8. Doe alles in een pan en voeg langzaam het hete water toe

roer het mengsel continu.

9. Voeg de bloemkool toe aan het resulterende mengsel en doe het deksel op de pot.

10. Kook vervolgens 10 minuten op middelhoog vuur
11. Garneer met sesamzaadjes, garam masala en koriander.

12. Eet smakelijk!

Voedingswaarden per portie: Calorieën 447 kcal Koolhydraten 9 g Eiwitten 6 g

Vetten 25 g

Roergebakken groentesalade

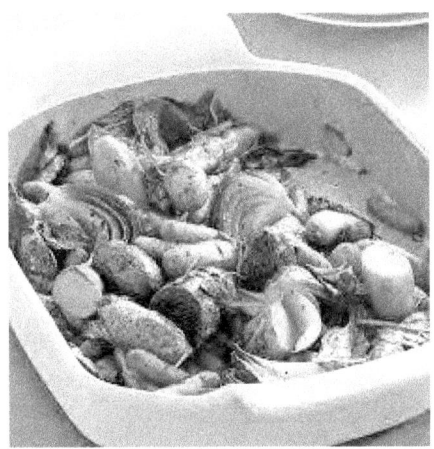

Ingrediënten voor 2 personen:

- - 2 eetlepels maanzaad
- - 2 eetlepels sesamzaadjes
- - 1 theelepel uienvlokken
- - 1 theelepel knoflookpoeder
- - 120 g fetakaas, in plakjes gesneden
- - 1 middelgrote rode paprika, in plakjes
  - - 1/2 kopje Portobello-champignons, in plakjes
- - 4 kopjes rucola
- - 1 eetlepel olijfolie

Procedure:

1. Combineer de maanzaad, sesam zaadjes, ui en knoflookpoeder in een kleine kom.

2. Doop de plakjes kaas in het mengsel gemaakt in stap 1 en zet ze apart in de koelkast

3. Verhit een koekenpan met olie op middelhoog vuur

4. Doe de paprika en champignons in de pan en kook, zonder te roeren, tot ze bruin en zacht beginnen te worden.

5. Leg ondertussen de rucola op het bord.

6. Voeg de paprika en champignons toe aan de rucola.

7. Haal de kaas uit de koelkast en bak 30 seconden zachtjes tot hij begint te smelten.

8. Voeg de plakjes kaas toe aan de salade en besprenkel met olijfolie.

9. Eet smakelijk!

Voedingswaarden per portie Calorieën 335 Kcal Koolhydraten 7 g

Eiwitten 16 g

Vetten 28 g

Courgette met knoflook

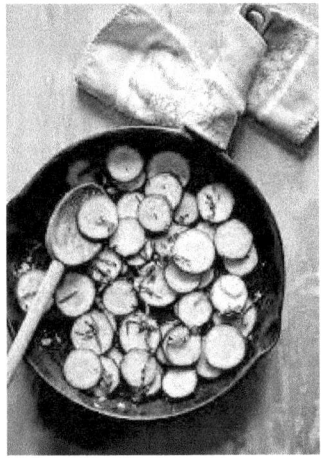

Ingrediënten voor 2 personen:

- - 2 gepelde courgettes
- - 4 eetlepels extra vierge olijfolie
- - 2 teentjes knoflook, gehakt
- - 1 theelepel citroenschil
- - 1 eetlepel vers citroensap
- - Zout en peper naar smaak

Procedure:

1. Verhit de olie in een koekenpan op middelhoog vuur en bak de citroenschil en de gehakte knoflook bruin.

2. Snijd de courgettes in plakjes en leg ze op in pan met zout en peper naar smaak en een scheutje citroensap.
3. Bak alles 2 minuten

4. Eet smakelijk!

Voedingswaarden per portie: Calorieën 110 Kcal Koolhydraten 5 g van 3 g

eiwit

Vetten 7 g

Groene bonen in braadpan

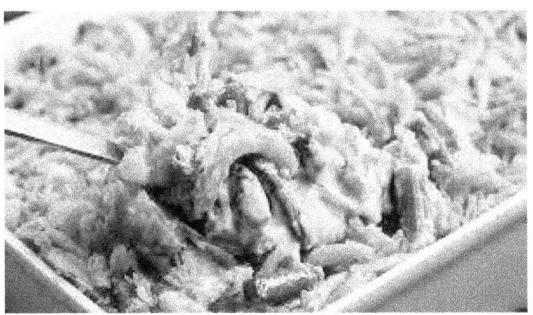

Ingrediënten voor 3 personen:

- - 450 g sperziebonen in kleine stukjes gesneden
- - 2 eetlepels citroenschil
- - 1/2 kopje geraspte Parmezaanse kaas
- - 1/4 kopje olijfolie
- - 60 g pecannoten (fijn gehakt)
- - 1 gesnipperde ui

Procedure:

1. Verwarm de oven voor op 230 ° C

2. Voeg alle ingrediënten toe aan een kom en meng goed.

3. Verdeel het resulterende mengsel over een ovenschaal en bak gedurende 20 minuten.
4. Eet smakelijk!

Voedingswaarden per portie: Calorieën 371 kcal Koolhydraten 8 g Eiwitten 16 g

Vetten 30 g

Spinaziesalade met tomaat en aubergine

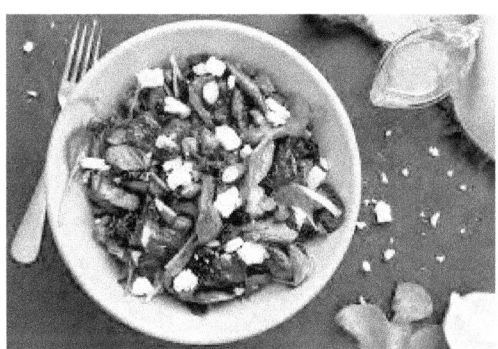

Ingrediënten voor 3 personen:

- - 1 aubergine snij jezelf gesneden
- - 150 g spinazie
- - 1 eetlepel gedroogde tomaten, gehakt
- - 1 eetlepel oregano, gehakt
- - 1 eetlepel gehakte peterselie
- - 1 eetlepel gehakte verse munt
- - 1 eetlepel gehakte sjalot
- - Zout

Kruiden:

- - 1/4 kopje olijfolie
- - 1/2 citroensap

- - 1/2 theelepel gerookte paprikapoeder
- - 1 theelepel Dijon-mosterd
- - 2 teentjes knoflook, gehakt
- - Zout en peper naar smaak

Procedure:

1. Leg de gesneden aubergine in de kom, bestrooi met zout en zet apart.

2. Meng in een tweede kom alle ingrediënten die zijn aangegeven voor de dressing en zet apart.

3. Opwarmen de grill op middelhoog vuur.

4. Voeg in een andere kom de sjalot, gedroogde tomaten, oregano, peterselie, munt en spinazie toe; Meng goed.

5. Spoel de plakjes aubergine (uit stap 1) en droog ze af met keukenpapier.

6. Sprenkel de plakjes aubergine met olie en bak ze 5 minuten per kant op middelhoog vuur op de grill.

7. Laat de gegrilde aubergine plakken afkoelen en snijd ze in blokjes.

8. Voeg de resulterende aubergineblokjes toe aan de kom (in stap 4) en giet de eerder gemaakte dressing (in stap 2). Meng alles goed door elkaar.

9. Eet smakelijk!

Voedingswaarden per portie: Calorieën 167 kcal Koolhydraten 9 g eiwit 3 g

Vetten 12 g

Rode Bloemkool Kerriesoep

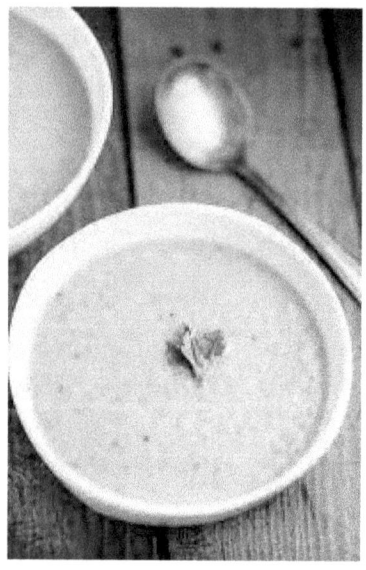

Ingrediënten voor 4 personen:

- - 3 eetlepels olijfolie
- - 1 grote bloemkool, gehakt
- - 2 middelgrote uien in blokjes gesneden
- - 1 theelepel curry
- - 1/2 theelepel Himalaya roze zeezout
- - 1 eetlepel citroensap
- - 4 kopjes groentebouillon
- - 3 kopjes ongezoete hele kokosmelk

Procedure:

1. Verwarm de oven voor op 200 ° C.

2. Verdeel de uien en bloemkool in een ovenschaal met bakpapier

3. Bestrooi gelijkmatig met olijfolie en kook gedurende 20 minuten.

4. Meng na het koken de uien en bloemkool met de groentebouillon.

5. Giet de resulterende smoothie in een pan op middelhoog vuur en voeg kokosmelk toe, meng gedurende 2 minuten.

6. Voeg nu de curry, het citroensap en het roze zout toe en meng nog een minuut goed. Heet opdienen.

7. Eet smakelijk!

Voedingswaarden per portie: Calorieën: 295 kcal

Koolhydraten 8 g

Eiwit: 9 g

Vetten: 22 g

Munt- en avocadosoep

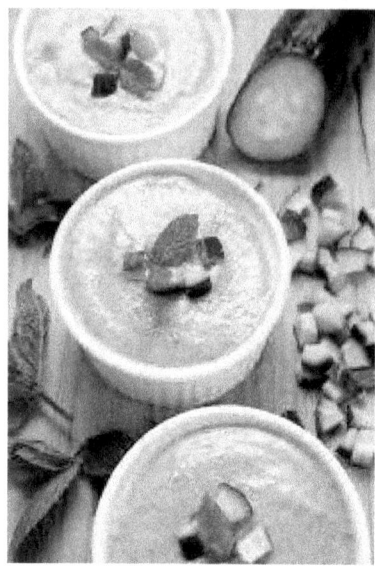

Ingrediënten voor 1 portie:

- - 1 avocado, geschild, ontpit en in stukjes gesneden
- - 1 kopje kokosmelk
- - 2 blaadjes snijsla
- - 20 verse muntblaadjes
- - 1 eetlepel vers limoensap
- - Een snufje zout

Procedure:

1. Voeg alle ingrediënten toe aan de blender en bedienen
2. Giet het mengsel in kommen en zet het minstens 10 minuten in de koelkast.
1. Roer opnieuw voor het serveren.
2. Eet smakelijk!

Voedingswaarden per portie: Calorieën 358 kcal Koolhydraten 11 g Eiwitten 7 g Vet 35 g

Geroosterde bloemkool

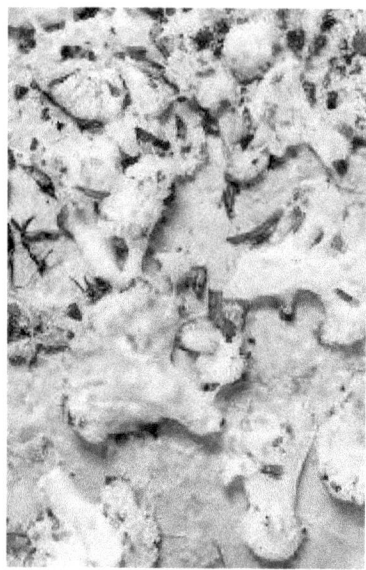

Ingrediënten voor 4 personen:

- - 1 grote bloemkool bloem, in roosjes gesneden
- - 1 citroenschil
- - 6 eetlepels olijfolie
- - 2 theelepels citroensap
- - Een halve theelepel knoflookpoeder
- - Zout en peper naar smaak

Procedure:

1. Verwarm de oven voor op 220 ° C

2. Doe alle ingrediënten in een kom en meng goed.

3. Bakken in een voorverwarmd oven gedurende 15 minuten.

4. Eet smakelijk!

Voedingswaarden per portie: Calorieën 186 kcal Koolhydraten 11 g Eiwitten 4 g Vet 10 g

Hummus van avocado en bloemkool

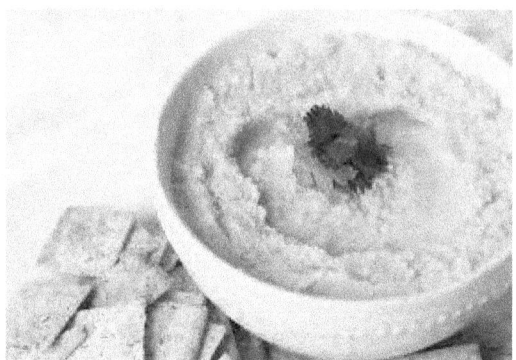

Ingrediënten voor 2 personen:

- - 1 middelgrote bloemkool (gehakt)
- - 1 grote Hass-avocado (geschild, stoner gehakt)
- - 6 eetlepels extra vierge olijfolie
- - 2 kleine teentjes knoflook
- - Een halve eetlepel citroensap
- - Een halve theelepel uienpoeder
- - Zout
- - zwarte peper (optioneel)
- - 1 wortel
- - 1/4 kopje verse koriander (gehakt)

Procedure:

1. Verwarm de oven voor op 220 graden F en bedek een bakplaat met aluminiumfolie.
2. Doe de gehakte bloemkool op een baksel blad en bestrooi met 2 lepels olijfolie.
3. Bak de fijngesneden bloemkool 25 minuten in de oven
4. Haal uit de pan en laat afkoelen.
5. Als de bloemkool begint af te koelen, doe je alle andere ingrediënten in een blender en draai je eraan!
6. Breng het resulterende mengsel over in een kom, dek af en zet 45 minuten in de koelkast.
7. Haal het mengsel uit de koelkast en breng op smaak met peper en zout.
8. Eet smakelijk!

Voedingswaarden per portie: calorieën 336 kcal Koolhydraten 8 g. Eiwit 4 g Vet 21 g

Spinazie en gebakken tomaten

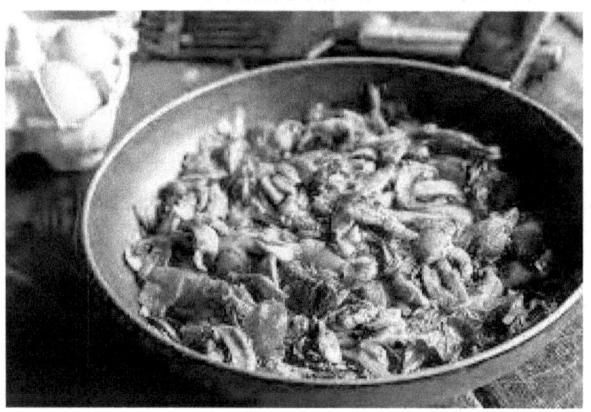

Ingrediënten voor 2 personen:

- - Een half kopje kerstomaatjes, gehalveerd
- - Een halve ui, in plakjes gesneden
- - 4 kopjes spinazie
- - 1 teen knoflook, fijn gehakt
- - Een halve theelepel citroenschil
- - Sap van een halve citroen
- - 4 eetlepels olijfolie
- - 6 champignon paddestoelen, in plakjes gesneden
- - Zout
- - Peper (optioneel)

Procedure:

1. Verhit de olijfolie in een koekenpan met antiaanbaklaag op middelhoog vuur

2. Voeg de champignons toe en bak ze 4 minuten bruin.

3. Leg de champignons op een bord en zet apart.

4. Voeg in dezelfde pan de ui toe en bak 2 minuten.

5. Voeg de tomaten, knoflook, citroenschil, zout en peper toe aan de gebakken ui en laat nog 5 minuten koken.

6. Voeg nu de champignons (eerder gewokt) en spinazie toe aan de pan, meng goed en kook tot de gewenste kooktijd.

7. Besprenkel met citroensap

8. Eet smakelijk!

Voedingswaarden per portie: Calorieën 144 kcal Koolhydraten 9 g eiwitten 4 g

Vetten 8 g

Roerei Curry Tofu

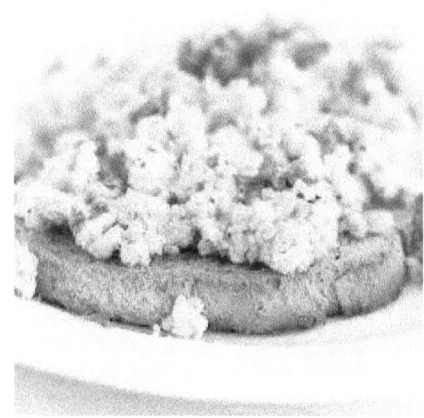

Ingrediënten voor 4 personen

Ingrediënten voor SAUS

- - 1 theelepel zout
- - 1 theelepel garam masala
- - 1/4 theelepel kurkuma
- - 1/4 theelepel paprikapoeder
- - 1/4 theelepel koriander
- - 1/2 theelepel komijn
- - 5 theelepels knoflookpoeder
- - 5 theelepels kerriepoeder

Ingrediënten voor roerei tofu

- - Drie kopjes gehakte spinazie
- - 1 block tofu van 250 g
- - 150 g in plakjes gesneden champignons
- - Rode paprika in blokjes gesneden en schoongemaakt
- - 1 grote ui, in blokjes gesneden
- - 1 eetlepel groentebouillon

Procedure:

1. Kook de ui en spinazie in de groentebouillon vijf minuten in een pan, voeg dan de paprika en champignons toe en bak nog eens 10 minuten.

2. Voeg het tofu, pauze in kleine stukjes en bak nog eens 5 minuten.
3. Giet alle saus ingrediënten in een kom en mix.

4. Giet de saus over de roerei tofu en kook nog 5 minuten.
5. Eet smakelijk!

Voedingswaarden per portie: Calorieën 218 kcal Koolhydraten 8 g Eiwit 11 g

Vetten 8 g

Salade met paprika en asperges

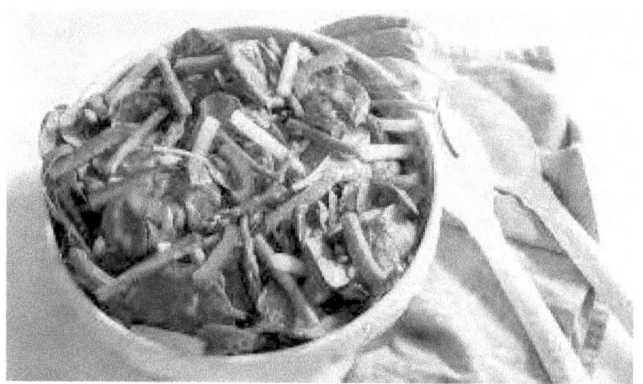

Ingrediënten voor 5 personen:

- - 400 g verse asperges in stukjes gesneden
- - 5 in dunne plakjes gesneden paprika's
- - 1 in plakjes gesneden rode ui
- - 1/2 kopje extra vierge olijfolie
- - 3 eetlepels appelciderazijn
- - 1 eetlepel Dijon-mosterd
- - 1 theelepel Himalaya Zout
- - 1 citroenschil
- - 2 eetlepels kappertjes, fijngehakt
- - 1 eetlepel rozemarijn
- - 1/2 kopje walnoten

Procedure:

1. Combineer alle groenten in een pan (alleen groenten) en zet apart.

2. Klop de rest van de ingrediënten in een kom tot een gladde massa.

3. Giet de resulterende room over de groenten en meng goed.

4. Bak 15 minuten in een voorverwarmde oven op 220 ° C

5. Eet smakelijk!

Voedingswaarden voor één portie: Calorieën 352 kcal Koolhydraten 9 g eiwit 5 g

Vetten 23 g

Geroosterde radijsjes met knoflook

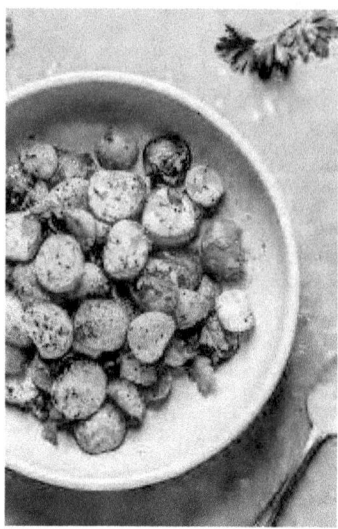

Ingrediënten voor 4 personen:

- - 20 in plakjes gesneden radijs
- - 1/2 kopje groentebouillon
- - 3 teentjes knoflook, gehakt
- - 1/2 theelepel gesneden ui
- - 1/4 theelepel oregano
- - Zout en peper naar smaak
- - 1 theelepel verse rozemarijn

Procedure:

1. Verwarm de oven tot 200 ° C

2. Meng in een kom de groentebouillon met de knoflook, gesnipperde ui, zout, oregano, zwarte peper en rozemarijn.

3. Verdeel de radijsjes in een ovenschaal en toevoegen bovenop het verband (verkregen in stap 2).

4. Laat 35 minuten koken tot het helemaal gaar is.

5. Garneer met verse rozemarijn.

6. Eet smakelijk!

Voedingswaarden per portie: calorieën 109 kcal Koolhydraten 7 g eiwit 5 g vet

3 g

Koolsalade met kerrie

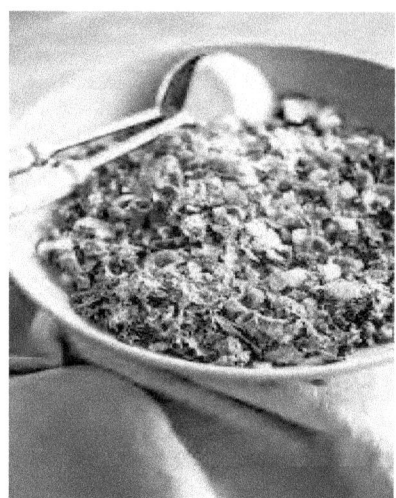

Ingrediënten voor 4 personen:

- - 1 gesneden venkel
- - 1 in plakjes gesneden rode ui
- - 2 kopjes aardappelen, geschild en in blokjes gesneden
- - 1 eetlepel avocado-olie
- - 1 eetlepel kerriepoeder
- - 1 geperste citroen
- - 1 bosje gehakte en gestoomde kool
- - 1/2 kopje verse kokosnoot, besnoeiing in blokjes gesneden
- - 1/4 kopje gehakt koriander
- - 2 eetlepels gehakte munt

- - 2 eetlepels extra vierge olijfolie
- - 1/4 theelepel zeezout

Procedure:

1. Meng in een grote kom de venkel, ui, aardappelen, avocado-olie, kerriepoeder en de helft van het citroensap; breng op smaak met zout.

2. Leg alles op een bakplaat en bak 40 minuten op 200 °C, laat het gaar ongeveer 30 minuten afkoelen.

3. Meng in een aparte kom de boerenkool, kokosnoot, koriander en munt, meng en zet opzij.

4. Maak een eenvoudige vinaigrette met de andere helft van het citroensap, olie en zout.

5. Combineer nu de inhoud van de pan met de inhoud van de kom.

6. Kleed de salade aan met de vinaigrette en server.

7. Eet smakelijk!

Voedingswaarden per portie: Calorieën 249 kcal Koolhydraten 25 g Eiwitten 5 g Vet 8 g

Stijging en bonen

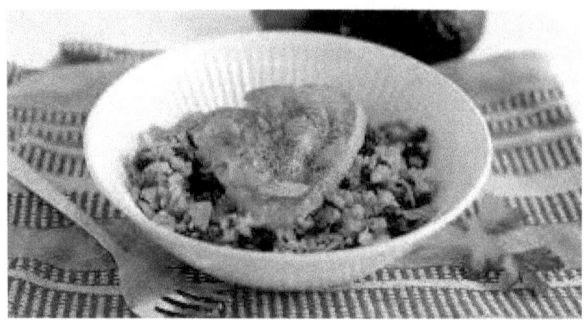

Ingrediënten voor 4 personen:

- - 2 pakjes bevroren bloemkoolrijst
- - 2 blikjes zwarte soja
- - 1/2 kopje gepelde hennepzaadjes
- - 1 kopje groentebouillon
- - 5 eetlepels olijfolie
- - 2 theelepels knoflookpoeder
- - 1 theelepel uienpoeder
- - 1 theelepel komijn
- - 1 theelepel chilipoeder
- - 1/2 theelepel Cayenne in poeder
- - 1 eetlepel oregano
- - Bijgerecht naar keuze

Procedure:

1. Meng alle ingrediënten (behalve oregano) en laat 3 uur sudderen.

2. Roer dan de oregano erdoor en garneer met een bijgerecht naar keuze en serveer.

3. Eet smakelijk!

Voedingswaarden per portie: Calorieën 295 kcal Koolhydraten 9 g Eiwitten 18 g

Vetten: 19 g

Stoofpot van kikkererwten en aubergines

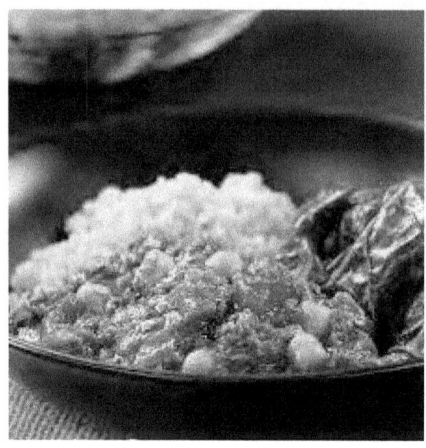

Ingrediënten voor 5 personen:

- - 3 eetlepels olijfolie
- - Een halve theelepel zwarte peper
- - 1/4 theelepel zout
- - 2 theelepels knoflookpoeder
- - 400 g gekookte kikkererwten
- - 1 eetlepel koriander
- - 2 in blokjes gesneden aubergines
- - 1 ui in blokjes gesneden
- - 400 gr tomaat
- - 1 eetlepel hete saus

Procedure:

1. Fruit aubergines, ui en knoflook 5 minuten in olijfolie.
2. Voeg de tomaten, kikkererwten en pikante saus toe; Meng goed en laat 15 minuten sudderen.
3. Breng op smaak met peper en zout
4. Eet smakelijk!

Voedingswaarden: calorieën 425 kcal

Koolhydraten 31 g

Eiwit 23 g

Vet 15 g

Tomaten- en chilisoep

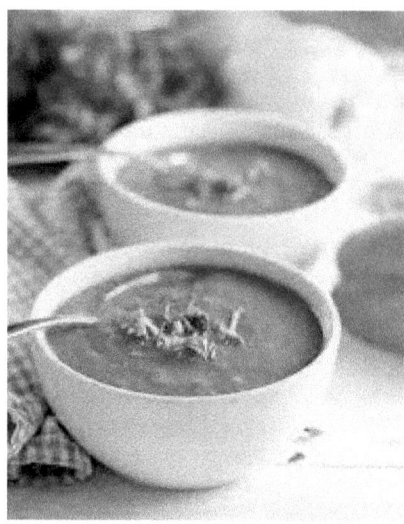

Ingrediënten voor 3 personen:

- Een halve theelepel zwarte peper
- 2 kopjes groentebouillon
- 1 kop knoflook
- 1/4 theelepel cayennepeper
- 3 eetlepels olijfolie
- 1 in blokjes gesneden ui
- Een halve theelepel paprikapoeder
- 1/4 kopje gehakte peterselie
- 2 in blokjes gesneden rode paprika's

- - 1/4 theelepel zout
- - 2 eetlepels tomatensaus
- - 3 in blokjes gesneden tomaten

Procedure:

1. Verwarm de oven tot 220 ° C.

2. Gebruik een grote kom om de tomaten, chili, paprika, peterselie, tomatenpuree, knoflook en ui, peper, zout en olijfolie te mengen.

3. Verdeel de paprika's over een met olie ingevette bakplaat en bak ze 45 minuten. Giet vervolgens het mengsel verkregen in stap 2 over.

4. Giet de bouillon in een pan en verwarm aan de kook, zet het vuur lager en voeg de inhoud van de pan toe, meng goed en kook gedurende 15 minuten.

5. Eet smakelijk!

Voedingswaarden voor één portie: 210 calorieën kcal Koolhydraten 12 g Eiwit 5 g Vet 6 g

Gebakken Bloemkoolrijst

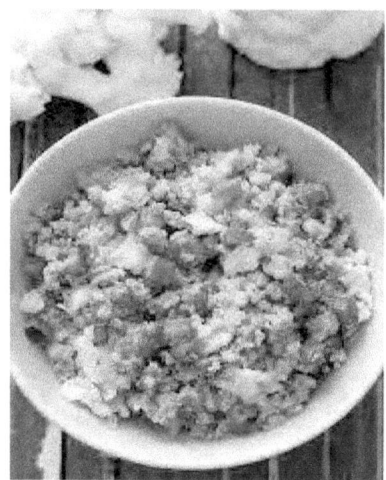

Ingrediënten voor 2 personen:

- - 1/2 kopje gehakt paprika
- - 2 teentjes knoflook, karbonade fijn
- - 1 eetlepel gember gehakt
- - 1/4 kopje gesneden ui
- - Een half kopje erwten
- - Een halve kop wortelen
- - 1/4 kop broccoli
- - 1/2 kop gehakte bloemkool
- - 4 eetlepels olijfolie
- - 1 theelepel geroosterde sesamolie

- 1/4 theelepel zout
- 1 eetlepel sojasaus
- 1 snufje zwarte peper
- Gehakte sjalotjes ter garnering

Procedure:

1. Voeg olie, ui en knoflook toe naar de pan en bruin op middelhoog vuur.
2. Voeg de peper, gember, erwten, wortelen en zout toe.
3. Kook en roer 4 minuten continu en voeg de bloemkool, broccoli, zout, zwarte peper en sojasaus toe.
4. Dek de pan af en kook nog 5 minuten.
5. Roer het mengsel en kook nogmaals 2 minuten.
6. Garneer met de fijngehakte sjalot.
7. Eet smakelijk!

Voedingswaarden per portie: calorieën 397 kcal Koolhydraten 9, 5 g Eiwit 5 g Vet 10 g

Spaghetti met courgette en avocadosaus

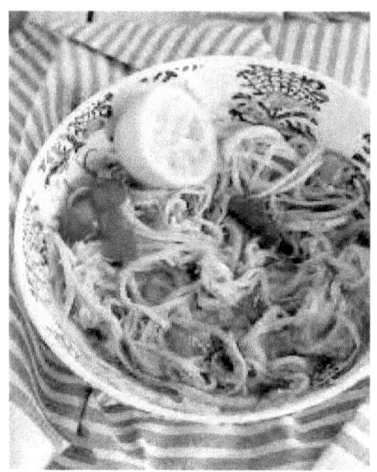

Ingrediënten voor 1 portie:

- - 1 courgette
- - 1/4 kopje basilicum
- - 1/3 kopje water
- - 4 eetlepels pijnboompitten
- - 2 eetlepels citroensap
- - 1 gepelde en ontpitte avocado
- - 12 tomaat gesneden

Procedure:

1. Haal de courgettes door een aardappelschiller en snijd ze in een spiraal tot "tagliatelle".

2. Voeg alle andere ingrediënten toe aan een blender (behalve de cherrytomaatjes) en mix goed tot een romig geheel.
3. Gooi de spaghetti met de resulterende saus erdoor een slakom en mix.
4. Voeg de tomaten toe en mix alles opnieuw.
5. Eet smakelijk!

Voedingswaarden per portie: Calorieën 293 kcal Koolhydraten 4 g Eiwitten 10 g

Vetten 26 g

Bloemkool en gember stoofpot

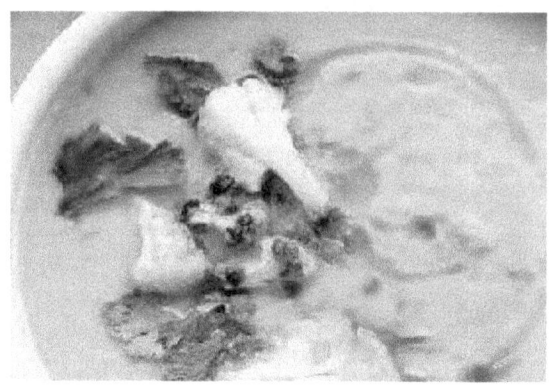

Ingrediënten voor 4 personen:

- - 2 eetlepels kokosolie
- - 1 fijngesneden ui
- - 3 gehakte tomaten
- - 1 theelepel komijnzaad
- - 1 krop bloemkool
- - 1 kopje kool
- - 1 kopje jalapeño-zaden
- - 2 theelepels gemberpasta
- - 1 eetlepel komijnpoeder
- - 1 theelepel kurkuma poeder
- - 1 blikje kokosmelk

- 1 theelepel zout
  - 2 eetlepels koriander

Procedure:

1. Verhit de olie in een pan en voeg de komijnzaadjes toe.

2. Fruit de uien een minuut en voeg dan de tomaten toe.

3. Laat een paar minuten koken en voeg dan de rest van de ingrediënten toe.

1. Kook op laag vuur en bedek de pan gedurende 15 minuten, af en toe roerend.
2. Eet smakelijk!

Voedingswaarden per portie: Calorieën 344 kcal Koolhydraten 11 g Eiwitten 12 g

Vetten 27 g

Koolsoep

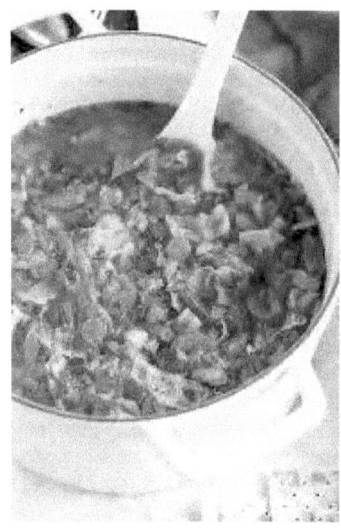

Ingrediënten voor 5 personen:

- - 1 theelepel gehakte tijm
- - 1 theelepel zout
- - 700 g geplette tomaten
- - 200 g rode tomaat
- - 3 in plakjes gesneden bleekselderij stengels
- - 3 dunne plakjes wortelen
- - 1 kop groene kool
- - Een halve kop rode kool
- - 1 ui

- - 4 eetlepels olijfolie

Procedure:

1. Fruit de ui met olijfolie in een grote koekenpan gedurende vijf minuten.

2. Voeg apart in een pan een beetje water, de groenten met de gehakte tomaten, de tomatensaus, de selderij, de wortels en beide koolsoorten toe en meng goed.

3. Voeg nu de tijm en het zout toe en meng.

4. Kook gedurende 1 minuut op hoog vuur, zet dan het vuur lager en laat nog 1 uur sudderen.

5. Eet smakelijk!

Voedingswaarden per portie: Calorieën 244 kcal Koolhydraten 14 g Eiwit 15 g

Vetten 13 g

Courgette Braadpan

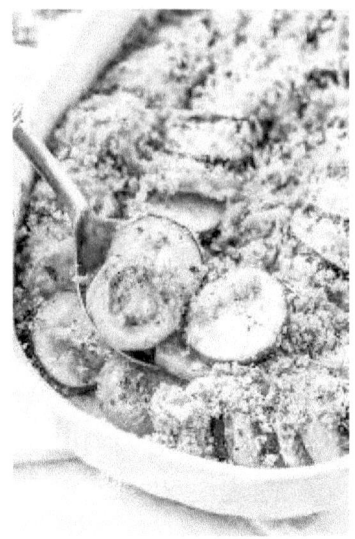

Ingrediënten voor 4 personen:

- - 4 courgettes in plakjes gesneden
- - 120 g in blokjes gesneden boter
- - 1 in plakjes gesneden ui
- - 1/4 kopje geraspte Parmezaanse kaas
- - Zout
- - Peper

Procedure:

1. Leg in een pan de plakjes courgette, ui, boter, peper en zout en leg de geraspte Parmezaanse kaas erop.

2. Dek de pan af met bakpapier en bak 45 minuten op 175 ° C.
3. Eet smakelijk!

Voedingswaarden per portie: Calorieën 334 kcal Koolhydraten 9 g Eiwitten 12 g

Vetten 23 g

Risotto met "kaas"

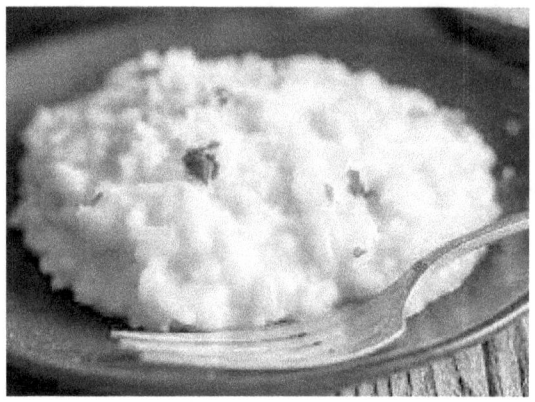

Ingrediënten voor 4 personen:

- - 1 bloemkool
- - 1/4 kopje boter
- - 1 witte ui, gehakt
- - 1 kopje groentebouillon
- - 1 theelepel Dijon-mosterd
- - 1 kopje fetakaas
- - 1 kopje geraspte Parmezaanse kaas
- - 2 eetlepels bieslook
- - Zout naar smaak

Procedure:

1. Smelt de boter in een pan en bak de ui lichtjes.

2. Giet de groentebouillon en bloemkool erbij, kook 5 minuten.

3. Voeg nu de mosterd toe en mix.

4. Breng op smaak met zout, kaas, Parmezaanse kaas en meng opnieuw.

5. Garneer met de bieslook.

6. Eet smakelijk!

Voedingswaarden per portie: Calorieën 366 kcal Koolhydraten 4 g Eiwitten 17 g

Vetten 28 g

Pompoenspaghetti met bieslook

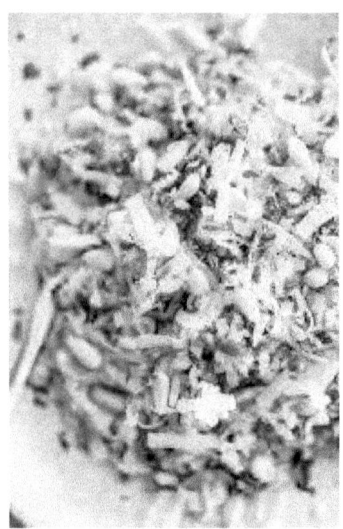

Ingrediënten voor 2 personen:

- - 1 pompoen
- - 2 gemalen kruidnagel
- - Genoeg zout
- - Olijfolie
- - 2 theelepels witte wijnazijn
- - 1/4 kopje verse peterselie
- - 2 eetlepels verse basilicum
- - 1 kopje Zwitserse kaas
- - 1/2 kopje geroosterde pijnboompitten

- Zwarte peper: genoeg
- 2 teentjes knoflook, gehakt
- 1/4 kopje bieslook

Procedure:

1. Verdeel de pompoen doormidden en breng de twee kanten op smaak met zout en een scheutje olie.
2. Bak de pompoen (met de voorkant naar beneden) in een voorverwarmde oven op 190 ° C gedurende 25 minuten.
3. Laat 10 minuten afkoelen.
4. Schraap voorzichtig de pompoenpulp om "spaghetti" te krijgen.
5. Verhit 2 eetlepels olie op middelhoog vuur in een pan met antiaanbaklaag en fruit de knoflook 1 minuut.
6. Voeg de pompoen, bieslook, kruidnagel, gemalen peper, zwarte peper, peterselie, azijn en - een theelepel zout toe, kook 2 minuten.
7. Haal de pan van het vuur en voeg de Zwitserse kaasvlokken toe.
8. Serveer met pijnboompitten en een blaadje vers basilicum.
9. Eet smakelijk!

Voedingswaarden per portie: Calorieën 311 kcal Koolhydraten 9 g

Eiwit 12 g

Vetten 24 g

Salade met gegrilde kaas

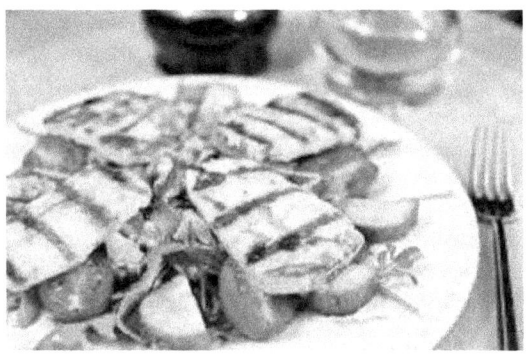

Ingrediënten voor 1 portie:

- - 3 plakjes Zwitserse kaas
- - 1 fijngesneden komkommer
- - 2 middelgrote tomaten
- - 1 handvol rucola
- - 15 g walnoten
- - Genoeg zout
- - 1 eetlepel balsamicoazijn
- - 1 eetlepel olijfolie

Procedure:

1. Gril de Zwitserse kaas 2 minuten per kant.

2. Meng alle ingrediënten door elkaar (behalve de eerder gegrilde kaas).

3. Maak de salade compleet door de plakjes gegrilde kaas erop te leggen.

4. Eet smakelijk!

Voedingswaarden per portie: Calorieën 560 kcal Koolhydraten 7 g Eiwitten 18 g

Vetten 37 g

Tofu met kaas

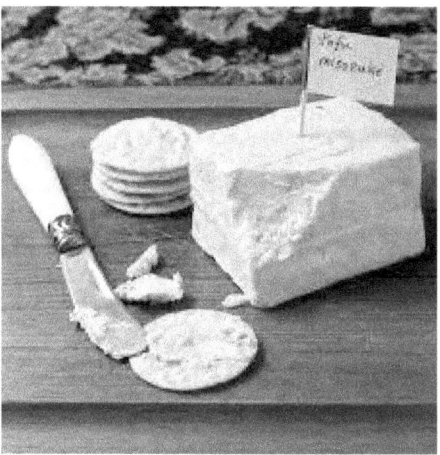

Ingrediënten voor 2 personen:

- - 1 kopje kokosmelk
- - 1 kopje Zwitserse kaasvlokken
- - 1 kopje vaste tofu (uitgelekt)
- - 1/2 theelepel zout
- - 1 theelepel gellan gum

Procedure:

1. Verhit een pan in de oven tot 150 °C.

2. Zet een middelgrote pan op middelhoog vuur en toevoegen kokosmelk en kaas.

3. Laat het mengsel 5 minuten koken, onder voortdurend roeren. Zet dan het vuur uit, dek de pan af en laat het mengsel 20 minuten rusten

minuten.

    4. Doe het resulterende mengsel, tofu en zout in een blender en klop tot een gladde massa.

    5. Giet het mengsel in de eerder gebruikte pan en voeg de gellangom toe.

    6. Opwarmen de pan op middelhoog vuur tot het mengsel het kookpunt bereikt.

    7. Roer en giet het mengsel in een ovenschaal.

    8. Laat het mengsel uitharden terwijl het afkoelt.

    9. Eet smakelijk!

Voedingswaarden per portie: Calorieën 513 kcal Koolhydraten 5 g Eiwitten 22 g

Vetten 38 g

Kaas en aubergine ovenschotel

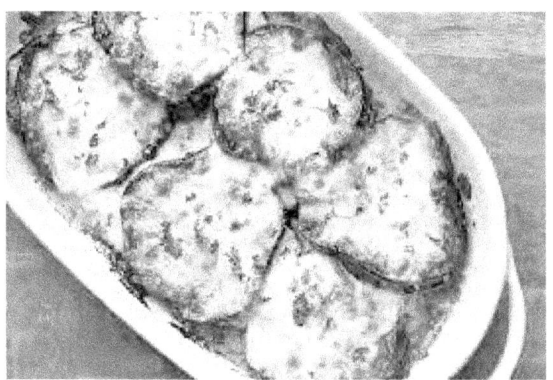

Ingrediënten voor 2 personen:

- - 2 aubergines
- - 2 eetlepels olijfolie
- - 1 ½ kopje gehakte mozzarella
- - 1 ½ kopje marinara sauce
- - Een half kopje Parmezaanse kaas
- - Genoeg zout
- - 1 middelgrote tomaat in plakjes gesneden
- - Optioneel: zwarte peper
- - Optioneel: gehakte verse basilicum

Procedure:

1. Verwarm de oven voor op 175 ° C en dek de pan af met bakpapier dat is ingevet met 1 eetlepel olijfolie.

2. Snijd de aubergines in dunne plakjes, bestrooi ze met een beetje zout en doe ze in de ingevette pan.

3. Bak 8 minuten (4 minuten per kant).

4. Haal uit de oven en zet apart. Zet de oven niet uit!
5. Neem nog een pan en vet het in met nog een eetlepel olijfolie.

6. Voeg de laag gesneden aubergine toe (bereid in stap 3), giet dan de saus, een paar plakjes tomaat, parmezaan en mozzarella erdoor.

7. Herhaal dit totdat de pan gevuld is met de verschillende lagen.

8. Bak tot slot de volle pan met alle lagen 20 minuten in de oven.

9. Eet smakelijk!

Voedingswaarden per portie: Calorieën 376 kcal Koolhydraten 8 g Eiwitten 19

g

Vetten: 24 g.

Avocado Pesto en tomatensalade

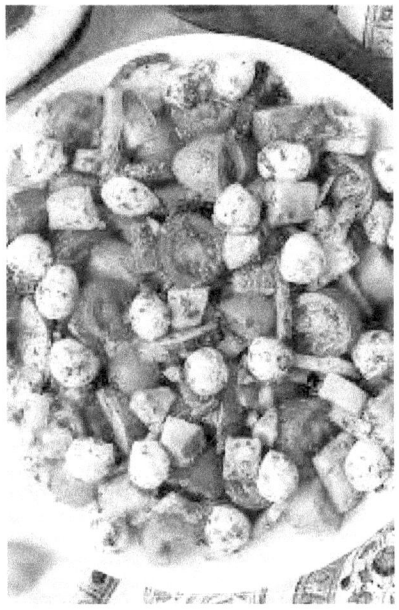

Ingrediënten voor 2 personen:

- - 2 in blokjes gesneden tomaten
- - 2 in plakjes gesneden en verpakte avocado's als cadeau
- - 6 in blokjes gesneden Kalamata-olijven
- - 125 g in blokjes gesneden mozzarella
- - 2 eetlepels basilikumpesto
- - 2 eetlepels extra vierge olijfolie

Procedure:

1. Combineer alle ingrediënten in een kom en meng goed.

2. Eet smakelijk!

Voedingswaarden voor één portie: Calorieën 335 kcal Koolhydraten 9 g

Eiwitten 18 g

Vetten 28 g

Romige aspergesoep

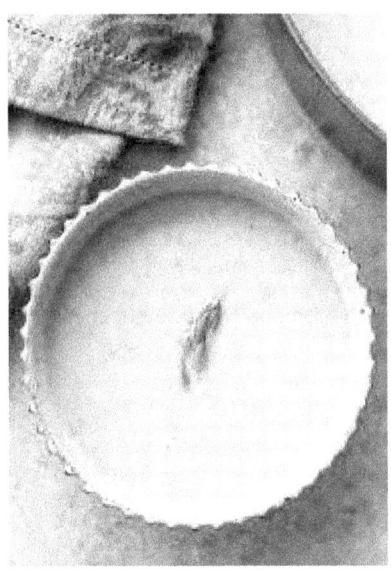

Ingrediënten voor 5 personen:

- - 900 g asperges, de uiteinden eraf snijden
- - 3 eetlepels room
- - 6 kopjes groentebouillon
- - 1 gesnipperde ui
- - 3 eetlepels boter
- - Zout
- - Peper

Procedure:

1. Smelt de boter in een pan op middelhoog vuur.

2. Voeg de ui toe aan de pan en fruit gedurende 2 minuten.

3. Voeg de asperges, bouillon, zout en peper toe

4. Breng aan de kook, dek de pan af en laat 20 minuten sudderen.

5. Haal de pan van het vuur en voeg de room toe en breng op smaak met peper en zout. Meng goed.

6. Mix de soep met een blender tot een gladde en romige massa.

7. Eet smakelijk!

Voedingswaarden per portie: calorieën 125 kcal Koolhydraten 8 g eiwit 4,5 g

Vetten 9 g

Gebakken broccoli

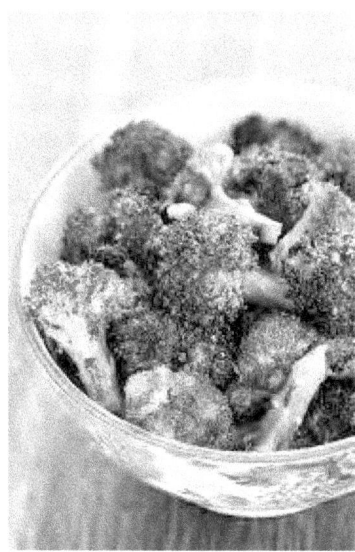

Ingrediënten voor 3 personen:

- - 2 planken voor broccoliroosjes
- - 1/4 kopje geraspte Parmezaanse kaas
- - 1/2 kopje geraspte Zwitserse kaas
- - 1/2 kopje geraspte mozzarella
- - 1/2 kopje room
- - 1 teen knoflook, fijn gehakt
- - 1 eetlepel boter
- - Peper
- - Zout

Procedure:

1. Verwarm de oven voor op 190 ° C.

2. Smelt de boter in een koekenpan op middelhoog vuur.

3. Voeg de broccoliroosjes toe aan de pan en breng op smaak met peper en zout.

4. Kook de broccoliroosjes ongeveer 5 minuten.

5. Voeg de knoflook toe en mix 1 minuut.

6. Voeg nu de room, Parmezaanse kaas, Zwitserse kaas en mozzarella toe. Meng goed.

7. Zet de pan in de voorverwarmde oven en bak de broccoli 10 minuten.
8. Eet smakelijk!

Voedingswaarden per portie: Calorieën 403 kcal Koolhydraten 4 g Eiwitten 18

g

Vetten 22,5 g

MUFFIN VAN HET EI-ONTBIJT

ingrediënten

1 kopje in blokjes gesneden broccoli Zout en peper {naar smaak} 8 eieren
1 kopje in blokjes gesneden ui

1 kopje in blokjes gesneden champignons
Instructies 1. Verwarm ondertussen de oven tot 350 graden F. 2. Snijd vervolgens alle groenten in blokjes.
je kunt er meer of minder van toevoegen, maar bewaar de hele portie groenten hetzelfde voor de beste resultaten}. 3. Klop vervolgens in een grote kom de eieren, zout, groenten en peper bij elkaar. 4. Giet het mengsel vervolgens in een ingevette muffinvorm, het mengsel moet 8 muffinvormpjes gelijkmatig vullen. 5. Bak nu 18-20 minuten, of totdat je een tandenstoker steekt, komt het midden er schoon uit. 6. Eindelijk serveren en genieten! Restanten kunnen de hele week in de koelkast worden

bewaard.

GEMAKKELIJKE EN SMAKELIJKE WORST FRITTATA

Ingrediënten:

1 middelgrote zoete aardappel {geschild en geraspt} 10 eieren
Peper {naar smaak}

1 pond milde Italiaanse worst Ik heb ons verse varkensvlees in de vriezer gebruikt)
4 groene uien {in blokjes gesneden}

3 eetlepels kokosolie

Indicaties: 1. Verhit eerst de kokosolie in een grote bakvorm op middelhoog vuur. 2. Verkruimel vervolgens de worst (vergeet niet om hem indien nodig uit de darm te halen) en bruin hem. 3. Vervolgens voegde hij eraan toe vet de gehakte zoete aardappel in en kook tot de aardappelen gaar zijn. 4. Voeg vervolgens de in blokjes gesneden groene ui toe en bak nog 2-3 minuten met de worst en zoete aardappelen. 5. Verdeel het mengsel ook gelijkmatig worst op de bodem van de pan. 6. Klop nu de eieren los en verdeel ze gelijkmatig over het mengsel van vlees, zoete aardappel en groene ui. 7. Dit is wanneer je zwarte peper over de hele plaats strooit. 8. Kook dan ongeveer ongeveer 3 minuten of tot het bruisend is en je kunt zien dat de randen van de omelet bijna gaar zijn.

EENVOUDIGE BLUEBERRY MUFFINS

Ingrediënten 1 kopje amandelmeel / amandelmeel

½ kopje rauwe honing

1/3 kopje kokosolie {opgelost

½ theelepel bakpoeder

½ kopje verse bosbessen 1 kopje amandelboter

3 eieren {geslagen}

1/3 kopje ongezoete geraspte kokos

½ theelepel bakpoeder

¼ theelepel zeezout

Een snufje kaneel
Instructies: 1. Verwarm ondertussen de oven tot 350 graden. 2. Meng vervolgens alle ingrediënten in een kom. Als je goed bent in koken, weet je dat je de

droge ingrediënten dan de natte moet mengen en ze dan samen moet mengen, maar ik doe alle ingrediënten samen en het werkt perfect}. 3. Plaats daarna de ingrediënten in 8-10 siliconen muffinvormpjes in een muffinvorm. Of nog beter, je kunt muffinbakjes van blik gebruiken. 4. Hier om te bakken voor 15-20 minuten. {Denk eraan om het in de gaten te houden, ze zullen opzwellen en er schattig uitzien}. Genieten.

ZUCCHINI BROOD VAN PALEO AMANDEL

INGREDIËNTEN

1 ½ kopje amandelmeel (of beter nog een combinatie van amandelen

en cashew meal)

1 en een halve theelepel bakpoeder

½ theelepel zout

1 theelepel kaneel 1 kopje geraspte courgette, uit overtollig water geperst en vervolgens gemeten tot 1 kopje
3 eieren

3 eetlepels ahornsiroop 1 grote banaan {puree}
1 eetlepel gesmolten kokosolie

INDICATIES: 1.

Verwarm ondertussen de oven tot 350 graden

en bekleed een bakplaat met bakpapier.
2. Klop vervolgens de droge ingrediënten samen in een grote kom. Voeg vervolgens de natte ingrediënten toe, behalve de courgette en klop tot ze volledig zijn gecombineerd. 4. Voeg vervolgens de courgette toe en mix tot gecombineerd. 5. Giet nu het beslag op een bakplaat met bakpapier. 6. Bak ook ongeveer 35 minuten tot de bovenkant goudbruin is en het midden van het brood staat vast. 7. Haal vervolgens uit de oven en laat 5 minuten afkoelen in een pan op een rooster. 8. Haal tot slot het brood uit de pan door aan de zijkanten van het bakpapier te trekken en plaats het op het rooster om volledig af te koelen voordat het dik snijd het.

PALEO AARDBEI DONUTS (WALNOOT / GRANEN / MELK- / GLUTENVRIJ)

INGREDIËNTEN:

3 eetlepels kokosolie of ghee

{melted} ¼ kopje honing

1 theelepel pure vanilla-extract

¼ kopje gevriesdroogde aardbeien, vermalen tot poeder

¼ theelepel zeezout

4 grote eieren {kamertemperatuur}

½ kopje kokosmelk, warm

1 theelepel appelciderazijn

½ kopje kokosmeel

1/2 theelepel bakpoeder Topping 2 eetlepels kokos boter ¼ kopje gevriesdroogde aardbeien {grof gemalen} 1 ons rauwe cacao boter

{gesmolten} 1 theelepel honing

RICHTING: 1.
Verwarm ondertussen een donutmaker. Onthoud dat als u een donut pan gebruikt, de oven voorverwarmt op 350 F en vet deze royaal in met boter. 2. Klop vervolgens met een keukenmachine of een elektrische mixer de eieren met de kokosolie op middelhoge snelheid romig.

Voeg daarna de azijn, melk, honing en vanille toe en klop opnieuw tot gecombineerd. 4. Gebruik ook een fijne zeef of zeef om de resterende droge ingrediënten in de kom te zeven.
5. Op dit punt kloppen tot een gladde massa. 6. Dit is wanneer u het beslag in een grote zak met ritssluiting verzamelt, de bovenkant sluit en een van de onderste hoeken doorsnijdt. 7. Giet vervolgens het beslag in de donutvorm en vul deze volledig. 8. Kook tot slot tot het lampje van de doughnut maker uitgaat. voor de oven 17 minuten bakken. Verwijder daarna de donuts en laat ze afkoelen op een rooster. 10. Voel je vrij om indien nodig te knippen. Aanwijzingen voor het maken van het glazuur Meng eerst de kokosboter, cacaoboter en honing in een ondiepe kom. 2. Zet dan 5 minuten in de vriezer om te verdikken. 3.Dip dan, als de donuts volledig zijn afgekoeld, in het glazuur en doop de toppen in de gemalen aardbeien. 4. Leg tenslotte 20 minuten in de koelkast om het glazuur te laten stollen.

LOCO MOCO

Ingrediënten:

2 kopjes voorgekookte hamburgers kopjes runderbouillon of beter nog bouillon

2 eetlepels aardappelzetmeel

2 bolletjes witte rijst of nog beter bloemkoolrijst 4 eieren

1 theelepel zwarte peper

Instructies: 1.

Maak eerst de bruine jus. 2.

Breng vervolgens de bouillon / bouillon aan de kook, voeg de zwarte peper toe en laat het sudderen terwijl je je verdikkingsmiddel maakt. 3 Voeg vervolgens in een kleine kom het aardappelzetmeel en een beetje water toe, net genoeg om een melkachtig ogende vloeistof te verkrijgen.

Giet het nu langzaam in de bouillon, roer terwijl het dikker wordt. Als de jus er eenmaal goed uitziet, is het ook tijd om hem samen te stellen. 6 Bak daarna de eieren en laat de dooiers een beetje plakkerig.

7. Leg dan een lepel rijst op een bord of kom, voeg de burger toe, dan de eieren en bedek het met een lepel of twee van de saus. 8. Herhaal tot slot het proces voor de

volgende moco loco en je bent klaar om te gaan!

KRUIDIGE POMPOEN MUFFINS MET ESDOORN BOTER IJS

Bereidingstijd 15 minuten
Kooktijd 30 min. Ingrediënten: 8-10 muffins

Voor muffins ¾ kopje heel vet kokosmelk of beter nog room 1 theelepel en een half vanille-extract

½ kopje kokosmeel (bij voorkeur van tropische tradities)

1 theelepel pompoentaart, kruiden 4 eieren {licht geklopt}

¼ kopje ingeblikte pompoenpuree

½ kopje geblancheerde amandelmeel (bij voorkeur van nuys.com)

½ theelepel bakpoeder

¼ theelepel zeezout

(Ik geef de voorkeur aan Redmond) Ingrediënten voor Maple Butter Glaze 1.

¼ kopje kokosboter, verzacht

in de magnetron of een warmwaterbad op het fornuis (bij voorkeur door Tropical Traditions waar het bekend staat als kokosroom concentraat; Artisan en Nutiva zijn ook goed en zijn te vinden in de winkel) 1 eetlepel ahornsiroop Optioneel recept: chocoladevlokken voor garnering (fantasie)

Instructies voor de muffins
1. Verwarm ondertussen de oven tot 350 graden

2. Combineer vervolgens de natte ingrediënten (kokosmelk, eieren,

pompoenpuree en vanille) in een kom. Meng het goed.

Combineer vervolgens de droge ingrediënten (kokosmeel, amandelmeel, bakpoeder, zout en kruiden) in een andere kom. Meng het goed. 4. Voeg nu de natte en droge ingrediënten toe en meng tot een nat deeg. 5. Dit is wanneer je het beslag voor ongeveer tweederde vol in de muffinvormpjes laat vallen. 6. Zet dan een vorm in de oven die half gevuld is met water voordat je de muffins toevoegt om ze vochtig te houden) 7. Bak tenslotte 30 minuten voorzien. 8. Laat ze dan afkoelen voordat je het glazuur toevoegt. Richting voor het glazuur 1. Meng eerst de zachte kokosboter en ahornsiroop. 2. Als de muffins zijn afgekoeld, bedek ze dan met glazuur en chocoladevlokken, indien gewenst. 3. Tot slot, om de chocolade te scheren, neem niet een deel van de chocolade die je zeker in de vriezer hebt verzameld en geef het door aan een rasp.

PALEO AARDBEI PANNENKOEK RECEPT

Ingrediënt

en 2 eieren

½ **theelepel nootmuskaat**

¼ **theelepel bakpoeder**

Kokosolie om te frituren 1 ½ kopje fijngemalen amandelmeel ½ theelepel kaneel ½ kopje aardbeienpuree ¼ kopje kokosnoot of nog beter amandelmelk Instructies: 1. Meng eerst alle ingrediënten behalve kokosolie om te frituren. 2. Voeg daarna de kokosolie toe aan een pan en verwarm tot het smelt. 3. Gebruik daarna ¼ **kopje beslag voor elke pannenkoek. 4.**
Bak ze vervolgens aan elke kant

goudbruin.

5. Voeg ten slotte meer gepureerde aardbeien of echte Vermont-esdoorn toe

siroop.

DE KOOKPOTJE VAN HET EI MET WORST EN KAAS

Ingrediënt

en voor 4

personen

5-6 eieren, losgeklopt tot ze goed gemengd zijn

Zwarte peper, versgemalen
1 theelepel Spike-kruiden
3 ¼ eetlepels gesneden groene uien 2
½ theelepels uien voor garnering
12 3/4 eetlepels geraspte cheddarkaas 1 groene paprika, in blokjes gesneden
9,6 oz. worstjes voor het ontbijt

9 ½ eetlepels ricotta, afgespoeld en uitgelekt
1 ¼ theelepel,

verdeeld Instructies 1.

Vet een aarden pot in

anti-aanbakspray of olijfolie. Leg de

ricotta vervolgens in een fijnmazig vergiet.
Leg de kaas in de gootsteen en spoel af met water om het romige gedeelte eraf te wassen. 2. Verhit in een koekenpan een theelepel olijfolie op middelhoog vuur en bak de helft van de worst bandjes gaar

gebruind. Leg de worst op een snijplank om af te laten koelen. 3. Verhit nu een theelepel olie en laat de resterende helft van de worst afkoelen en verplaats deze ook naar de snijplank. Je kunt de worsten samen koken als je pan ze kan bevatten. 4. Verhit een theelepel olie en bak de stukjes paprika 2 à 3 minuten bruin. Je kunt ze direct koken als je wilt dat ze op de een of andere manier knapperig zijn. 5. Als u klaar bent, snijdt u de mazen van de worst doormidden en legt u ze samen met de in blokjes gesneden of gestripte groene paprika's in de crockpot. 6. Breng op smaak met ricotta en vervolgens met geraspte cheddarkaas. Maak het mengsel af met gesneden uien en garneer met zwarte peper en pittige kruiden. 7.

Verdeel de paprika's en worstjes met een vork in de pan. 8. Sluit het deksel

Zet en kook het mengsel op laag vuur gedurende 2 uur of langer tot de kaas is gesmolten en de eieren in het midden hardgekookt zijn. 9. Garneer tenslotte met gesneden groene uien en geniet van het warme ontbijt!

Voedingsinformatie per portie: 403 calorieën, 30,0 g vet, 3,6 g koolhydraten, 27,2 g eiwit

ONTBIJT CROCKPOT IN TURKIJE CROCKPOT

Ingrediënten voor 3-4 personen

12 eetlepels geraspte Monterey Jack-kaas
1/4 theelepel paper
1/2 kopje cottage cheese
3 eieren
1/2 gesneden rode paprika
1/4 gesneden ui
1/4 theelepel Mrs. Dash
1/4 theelepel venkelzaad
1/4 theelepel salie
1/4 theelepel uienpoeder
1/4 theelepel knoflookpoeder
0,5 lb magere gemalen kalkoen

Instructies

1. Doe het rauwe kalkoenvlees in de slowcooker en roer er de ui, knoflook, venkel, salie en Mevrouw Dash. Meng de ingrediënten

mengen. 2. Verdeel het kalkoenvlees met de achterkant van de lepel over de bodem van de slowcooker. 3. Hak vervolgens de groenten fijn en leg ze op het gevogeltevlees. Klop de eieren los in een middelgrote kom. 4. Voeg vervolgens de ricotta, peper en zout toe aan de losgeklopte eieren en giet het kaasmengsel over de groenten en kalkoen in de slowcooker.

5. Bedek de ingrediënten met geraspte kaas en laat sudderen tot gestold, bij voorkeur een nacht. Als je het lekker vindt, gebruik dan magere kalkoenworst als korst. Voedingsinformatie per portie: 369,9 calorieën, 22,6 g vet, koolhydraten 4,4 g, eiwit 36,2 g

GEVULDE PEPER VOOR HET ONTBIJT

Ingrediënten voor 3 personen

1/4 kopje fijngehakte ham

6 eetlepels geraspte cheddar kaas, verdeeld
2 eetlepels gehakte bevroren spinazie, ontdooid, droog geperst
1 lepel gehakte groene ui
Een snufje zout
1/4 kopje amandelmelk
2 eieren
1/2 paprika, gehalveerd en zonder zaadjes

Instructies
1. Bekleed een aarden pot met aluminiumfolie, voeg de paprika's toe en vul met de rest van de ingrediënten.
2. Kook op laag vuur ongeveer 3 tot 4 uur of tot de eieren gaar zijn.

Voedingsinformatie per portie: 164 calorieën, 10 g vet, 6 g koolhydraten, 11 g eiwit

OVERNACHTING ONTBIJT KOOKPOT

Ingrediënten voor 4-5 personen

Theelepel wat gebroken zwarte peper
Een theelepel droge mosterd
1/2 theelepel zeezout
2 lepels hele kokosmelk
3 ¼ eetlepels amandelmelk
6-7 grote eieren, losgeklopt

1 oranje paprika, zonder zaadjes en in blokjes gesneden
1 rode paprika, zonder zaadjes en in blokjes gesneden
0,4 pond koolraap, geschild en gehakt
3 ¼ eetlepels gele ui, in blokjes gesneden

2,4 ounce bacon, gehakt

3,2 gram bulk ontbijt worst, verkruimelde ghee, om de pot in te zetten
Groene uien, voor garnering

Gebruiksaanwijzing
1. Vet eerst de bodem en zijkanten van een aarden pot in met ghee of palm

Vast plantaardig of dierlijk vet om mee te koken. 2. Kook vervolgens de ui, het spek en de worst in de slowcooker tot de ui zacht is en de worst goudbruin is, of ongeveer 10-12 minuten. 3. Verwijder overtollig vet. Voeg nu de gehakte koolraap toe in de crockpot en knijp ze voorzichtig uit. 4. Voeg het ui en vleesmengsel toe en bedek de paprika's. 5.
Klop in een aparte kom de eieren, mosterd, zout, melk en peper door elkaar. Giet in de pot. 6. Kook het mengsel 6-8 uur op laag vuur of tot het gaar is.

Nutritionele informatie

Per portie: 375 calorieën, 16,3 g vet, 7,5 g koolhydraten, 18,8 g eiwit

CROCKPOT MEXICAANSE ONTBIJT KOOKPOT

Porties 4
Ingrediënten

¼ kopje Pepper Jack-kaas

¼ kopje kokosmelk 4 eieren ¼ kopje saus

Een snufje een theelepel peper Een snufje zout
1/2 theelepel chilipoeder
1/2 theelepel komijn
1/8 theelepel koriander

1/8 theelepel knoflookpoeder

4.75 ounce Jones Dairy Farm Varkens Worst Rolletje Avocado, zure room en koriander saus: optionele instructies 1. Kook de varkensworst eerst in een grote koekenpan op middelhoog vuur tot hij niet meer roze is. 2. Kruid en voeg de saus toe, en laat iets afkoelen. 3. Klop in een aparte kom de kokosmelk met de eieren en voeg het varkensvlees toe aan de eieren. 4. Voeg nu de Jack cheese toe en mix om te combineren. Vet de bodem van een slowcooker in en giet het eimengsel erin. 5. Kook tenslotte 5 uur op laag vuur of 2,5 uur op hoog vuur. Serveer met je favoriete toppings. Voedingsinformatie per portie: 320 calorieën, 24,1 g vet, 5,2 g koolhydraten, 17,9 g eiwit

BLOEMKOOL ONTBIJT KOOKPOT

Voor 3 personen ingrediënten

1 kopje geraspte cheddar kaas 4 plakjes natriumarm, volledig natuurlijk kalkoen bacon, gekookt en in blokjes gesneden
1/2 kleine paprika, in blokjes gesneden
1/2 kleine ui, in blokjes gesneden Zout en peper 1/2 bloemkool bloem
1/4 theelepel peper

1/2 theelepel Himalaya Zout
1/8 theelepel droge mosterd
2 lepels ongezoete amandelmelk 4 grote eieren   Indicaties 1. Smeer een slowcooker in met kokosolie of olijfolie spray en zet apart. 2. Meng vervolgens droge mosterd, eieren, zout, amandelmelk en peper in een grote kom. 3. Leg ongeveer 1/3 van de bloemkool op de bodem van de aarden pot en garneer met een derde van de paprika en ui. 4. Breng op smaak met peper en zout en garneer met een derde van de kaas en een derde van het spek. Herhaal de lagen nog twee beurten. Giet nu het eimengsel over de lagen van de ingrediënten in de pot. 6. Kook tot de eieren goed gestold zijn en goudbruin aan de bovenkant, ongeveer 5-7 uur of zo.
Serveer en geniet. Voedingsinformatie per portie: 324,5 calorieën, 22,5 g vet, 7,5 g

koolhydraten, 22,6 g eiwit

Lightning Source UK Ltd.
Milton Keynes UK
UKHW021509120722
405744UK00008B/1750